Dʳ MABBOUX

MÉDECIN A CONTREXÉVILLE

TRAITÉ

DE LA

COLIQUE NÉPHRÉTIQUE

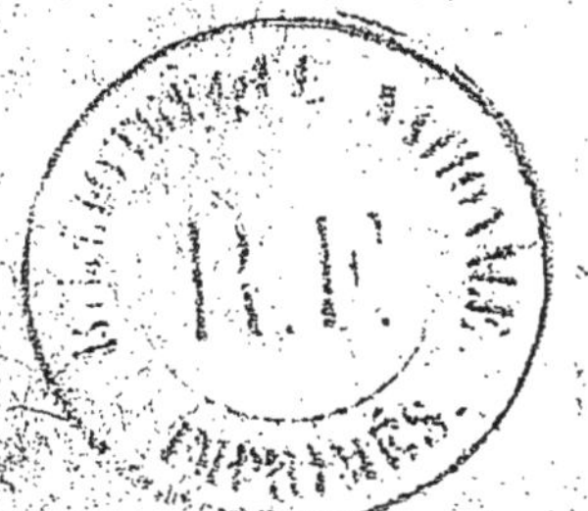

NANCY

NICOLLE ET BEUGNIES, IMPRIMEURS-ÉDITEURS

19, Rue de l'Équitation, 19

—

1897

TRAITÉ

DE LA

COLIQUE NÉPHRÉTIQUE

PAR

Le Docteur MABBOUX

ANCIEN INTERNE DES HÔPITAUX DE STRASBOURG

Lauréat de l'Académie de Médecine et de la Société de Chirurgie

MÉDECIN A CONTREXÉVILLE

Dr MABBOUX

MÉDECIN A CONTREXÉVILLE

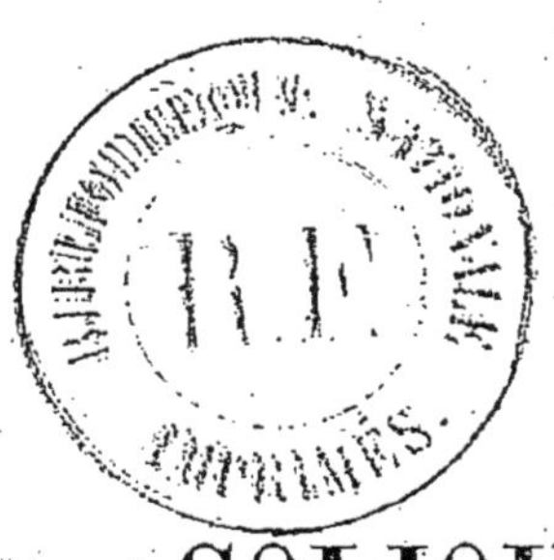

TRAITÉ

DE LA

COLIQUE NÉPHRÉTIQUE

NANCY

NICOLLE ET BEUGNIES, IMPRIMEURS-ÉDITEURS

19, Rue de l'Équitation, 19

1897

DU MÊME AUTEUR

De la fissure anale chez les enfants à la mamelle : Mémoire publié dans l'Union médicale, 1876. 1er semestre.

De la fracture de l'humérus dans le col anatomique avec déplacement extra-capsulaire de la tête humérale : Mémoire publié dans les Archives de médecine militaire, 1877. T. XXX (3e série.)

Contribution à l'étude de l'étranglement herniaire : Kélotomie double chez une femme atteinte de deux hernies (inguinale et crurale) habituellement irréductibles. Note présentée à la Société de chirurgie (mars 1878) et publiée dans les Archives de médecine militaire.

Étude critique sur la tuberculose articulaire : Gazette hebdomadaire, 1883, nos 39 à 45.

Indications et Contre-Indications de la médication de Bourbonne dans le traitement des tumeurs blanches : Mémoire récompensé par l'Académie de médecine (1884).

De l'hémi-chorée symptomatique de lésions cérébrales : (Revue de Médecine, 1884.)

Contribution à l'étude des éléments de pronostic et de détermination opératoire chez les Tuberculeux : (Note présentée à la Société de chirurgie, séance du 10 février 1886.)

Incubation et contagiosité de la Scarlatine : Gazette hebdomadaire, juin 1886.

Résection sous périostée du coude : Bulletin médical du Nord, avril 1886.

Étude sur le Coma diabétique : Mémoire publié dans la Revue de médecine, septembre 1888.

Du traitement chirurgical des abcès du foie par l'ouverture directe immédiate : Mémoire récompensé par la Société de chirurgie de Paris (Concours du prix Laborie, 1886) et publié dans la Revue de chirurgie, nos de mai et juin 1887.

De la goutte utéro-ovarienne et de son traitement hydro-minéral : Bulletin de Thérapeutique, mai 1888.

La médication de Contrexéville : In-12 de 238 pages. Paris, 1888.

Des indications et contre-indications apportées à l'emploi des eaux minérales chez les graveleux par la présence d'urines albumineuses : Mémoire récompensé par l'Académie de médecine. — Médaille d'argent. — Concours des eaux minérales, 1891.

De la médication hydro-minérale dans la pyélite calculeuse : Journal des Sciences médicales de Lille, 1891, nos 49, 50 et 52.

De l'albuminurie dans la lithiase rénale : Lyon médical, 1891, nos 4 et 6.

Étude sur la cystite goutteuse : Annales de Gynécologie et d'obstétrique, juin 1891.

La Goutte articulaire et viscérale chez la femme : Mémoire récompensé par l'Académie de médecine. — Rappel de médaille d'argent, 1893.

La névrose goutteuse du Pneumo-gastrique et la fausse Angine de poitrine goutteuse : Revue de médecine, août, 1894.

L'Eau minérale de Contrexéville et les maladies au traitement desquelles elle convient: In-12, Paris. Société d'éditions scientifiques, 1894.

L'hématurie goutteuse : Lyon médical, nos 8, 9, 11 et 14 de 1895.

De l'action thérapeutique de l'eau de Contrexéville dans les états pathologiques du rein: Mémoire récompensé par l'Académie de médecine, 1895.

Une pratique de dix années dans une
ville d'eaux où affluent des graveleux de
tout âge, de tout pays et de toute position
sociale, m'a mis à même d'observer un certain nombre de cas de colique néphrétique
et surtout de recueillir dans les antécédents de nombreux malades des enseignements utiles tant pour le diagnostic que
pour le traitement de cette douloureuse
affection.

Il n'est pas toujours facile de déterminer
la cause de l'appareil symptomatique émi-
nemment complexe et à physionomie variable qui constitue la colique néphrétique,
et la preuve de cette difficulté nous est
fournie par la fréquence des erreurs de
diagnostic ou au moins des hésitations en
face d'un premier accès : beaucoup des gra-

veleux qui viennent ici nous apprennent que la nature de leur mal a été méconnue pendant un temps plus ou moins long ; et je me rappelle qu'avant d'être familiarisé avec la symptomatologie de la gravelle par une pratique spéciale de plusieurs années, j'ai été souvent hésitant et quelquefois même dérouté devant des coliques néphrétiques qui s'écartaient du type classique. C'est pourquoi j'ai songé à utiliser les faits qui se sont passés sous mes yeux et les enseignements puisés dans l'histoire de plusieurs centaines de graveleux, non pour tracer un tableau complet de la gravelle, mais simplement pour étudier sa manifestation principale, celle qui révèle son existence d'une façon brutale, et dont l'importance est telle, comme douleur et comme retentissement sur l'état général, qu'elle passe de suite au premier plan dans les préoccupations du malade et que la maladie disparaît derrière le symptôme. A vrai

dire la colique néphrétique n'est qu'un accident de la Lithiase rénale, mais dans la
généralité des cas c'est cet accident qui
fait reconnaître la Lithiase latente ou méconnue jusque là, il en constitue la manifestation la plus douloureuse et c'est surtout contre son retour que les malades
veulent être garantis.

TRAITÉ

DE LA

COLIQUE NÉPHRÉTIQUE

EXPOSÉ DU SUJET

On entend généralement par *Colique Néphré-tique* la crise douloureuse résultant de la traver-sée de l'uretère par un gravier provenant du rein et allant vers la vessie.

L'expression « Colique Néphrétique » est cri-tiquable puisque la contracture douloureuse à paroxysmes intermittents qui la constitue a pour siège l'uretère et non le rein. Elle n'est pas plus exacte que celle de « Colique Hépatique » appli-quée à la contracture des conduits excréteurs du foie et de la vésicule, mais l'usage universel l'a consacrée ; elle éveille de suite l'idée du dé-placement d'une concrétion rénale, de sa migra-tion vers la vessie, et telle en est d'ailleurs la cause habituelle ; seulement le sens de cette expression doit être élargi pour s'appliquer d'une part aux cas de migration douloureuse d'un corps autre qu'une concrétion calculeuse et de l'autre à ceux où la concrétion engagée dans l'uretère ne va pas jusqu'au bout du trajet et ne tombe pas dans la vessie.

Un caillot de sang, un petit amas de pus ou de mucus, des vésicules d'hydatides, des embryons de nématoïde peuvent donner lieu, en traversant l'uretère, aux mêmes symptômes qu'un gravier ; le fait se produit souvent dans le cours des pyelites en l'absence de toute migration de sable ou de concrétions ; de même l'apparition dans l'urine de petits caillots sanguins vermiformes explique les douleurs uretérales qui se produisent parfois pendant quelques jours à la suite d'une néphrorrhagie traumatique ou tuberculeuse. Dans tous ces cas on a affaire à une véritable colique néphrétique, puisque la crise est causée par la descente d'un corps étranger — concrétion, caillot sanguin, bouchon muqueux — du rein vers la vessie, et le même traitement s'impose, c'est-à-dire endormir la sensibilité, faire cesser le spasme, aider à la descente de l'obstacle.

A côté de ces coliques néphrétiques *vraies*, il en est de *fausses*, dans lesquelles l'appareil symptomatique peut être le même, alors que la cause matérielle n'existe pas et que l'uretère n'est ni distendu ni déchiré par un corps étranger. Il faut connaître ces coliques *pseudo-néphrétiques*, car si en tant que crise douloureuse elles réclament le même traitement, il n'en est plus de même de la maladie ou de la lésion qui les tient sous sa dépendance ; la prophylaxie et le pronostic sont aussi tout différents.

Dans la description qui va suivre nous ne visons que la colique néphrétique *vraie*, et même uniquement la colique lithiasique.

CHAPITRE PREMIER

Des concrétions urinaires : quelques mots sur les différents genres de Gravelle.

Avant d'aborder l'étude clinique de la colique néphrétique il est utile de donner quelques indications sur les différentes espèces de concrétions urinaires et sur les conditions qui président à leur formation.

D'une façon générale on entend par Gravelle la formation aux dépens de l'urine de corps solides, de forme, de volume, de consistance et de composition variables. Cette définition a l'avantage d'embrasser toute l'étendue du sujet et de s'appliquer à toutes les espèces de concrétions : minérales et organiques.

La Gravelle est *primitive*, diathésique, sous la dépendance d'une nutrition troublée (gravelles urique, oxalique, phosphatique primitive); ou bien elle est *secondaire*, liée à une affection locale des voies urinaires; à une inflammation catarrhale (gravelle phosphatique secondaire). Je laisse de côté les gravelles à produits organiques (Xanthine, Cystine), qui sont exceptionnelles. Sous l'influence du trouble général de la nutrition ou de l'état catarrhal de la muqueuse l'urine laisse déposer les sels qui devraient y rester dissous normalement ou qu'elle contient en excès. Ces dépôts salins acquièrent un volume très variable qui va depuis la poussière impalpable jusqu'au calcul dont les dimensions excèdent le calibre des voies naturelles : leur forme est également très diverse ainsi que leur consistance, et c'est de ces trois facteurs : volume, forme et consistance, que dépend pour une grosse part le plus ou moins de violence de la crise causée par leur migration.

Plusieurs classifications ont été proposées pour distinguer les concrétions d'après leur volume ; la plus généralement adoptée est celle de Civiale qui, sans être absolument exacte, est suffisante pour les besoins du langage médical et pour empêcher toute équivoque.

Civiale appelle *sable* les concrétions se présentant sous l'aspect d'une poudre fine, de paillettes ou de grains formés par de petits cristaux agglo-

mérés; *gravelle*, les grains dont le volume
atteint au maximum celui d'une tête d'épingle ;
graviers, les concrétions dont les dimensions
n'excèdent pas celles de l'uretère ; *calculs*, celles
que l'uretère ne laisserait pas passer ; *pierres*,
les plus considérables des calculs.

Gravelle urique. — C'est de beaucoup la plus
fréquente : elle procède du même principe pathologique et des mêmes causes que la goutte avec
laquelle on la voit souvent coïncider ou alterner.
Au début elle se manifeste par l'apparition à intervalles plus ou moins longs, de sédiments rouge
brique qui tapissent les parois du vase; dans ces
conditions de survenance accidentelle sous l'influence d'un écart de régime ou d'hygiène, l
présence de ces sédiments n'a pas de signific
inquiétante ; mais s'ils deviennent habi
montrant dans les urines du jour c
nuit, la gravelle est constituée : c'
sablonneuse, dans laquelle l'
rein commence, les canalicule
rétrécissent. Ce travail path
pas sans que le malade en
souvent il néglige ou inter
tions, mais elles sont pou
une fatigue douloureuse

régions rénales ou dans les deux, des envies fréquentes d'uriner de l'ardeur, dans le canal au passage de l'urine, indiquent l'excitation et l'irritation de ces organes. En même temps on peut observer des signes d'irritation générale, de l'insomnie, des poussées sanguines vers la peau, de la sécheresse brûlante à la plante des pieds, des crampes dans les mollets, des douleurs à la nuque, des troubles digestifs, de l'excitation génitale.

A la seconde période on constate, en outre de ces sédiments, du sable à gros grains et des graviers, petits agrégats sablonneux cimentés par du mucus : l'émission peut se faire sans douleur mais le fait est plutôt rare et le plus sou-

ᵃⁿt elle donne lieu à l'ensemble de symptômes
onstitue la colique néphrétique.
a troisième période de la gravelle le gra-
enté de volume par addition de cou-
es d'acide urique ou par encroute-
ue à la faveur de l'inflammation
ar sa présence. Il ne peut plus
voies naturelles ; c'est une
ierre vésicale. Cette der-
occuper.
Elle procède d'un trou-
ifie les oxydations nor-

males, ou d'une alimentation mal comprise qui introduit dans l'organisme de l'acide oxalique. Quelle qu'en soit l'origine, la présence d'une quantité exagérée d'oxalate de chaux dans l'urine donne lieu dans un premier degré de l'affection à ce qu'on appelle l'*oxalurie*, qui entraîne avec elle de la dyspepsie, de la constipation, des troubles nerveux, de la névralgie uréthro-vésicale, souvent de la néphralgie et de petites hématuries. A un degré plus avancé les sables oxaliques se sont agrégés et ont formé des graviers dont l'expulsion est toujours laborieuse, plus douloureuse, plus lente et plus souvent accompagnée de sang que celle des graviers uriques.

Gravelle phosphatique. — Qu'elle soit *primitive* ou *secondaire*, essentielle ou symptomatique d'une inflammation catarrhale, la gravelle phosphatique donne lieu à des dépôts blancs ou grisâtres, concrétions molles, généralement de petites dimensions, constituées par des phosphates de chaux et de magnésie, par du carbonate de chaux, par du phosphate ammoniaco-magnésien. Ce sont des amas de boue, des plaques ou des concrétions globuleuses, généralement peu consistantes et dont l'expulsion se fait habituellement sans douleurs. La formation de ces sédiments phosphatiques et leur expulsion ont lieu d'une façon presque continue à la faveur de l'alcalinité de l'urine ; ils peuvent constituer à eux seuls des graviers ou ils enrobent des graviers uriques.

Forme. — Couleur. — Consistance des concrétions. — La forme des graviers est très variable ; il y en a d'oblongs, de piriformes, de prismatiques, de globuleux, etc. Leur surface est lisse ou râpeuse, ou hérissée de pointes ; les extrémités sont parfois bifurquées comme les racines d'une molaire. Quant à la couleur, elle varie du blanc crayeux au brun rougeâtre ; la teinte fauve ou rouge est la plus fréquente : c'est celle des graviers uriques.

Les graviers d'oxalate de chaux ont souvent une teinte noirâtre, due au sang qu'ont fait couler leurs aspérités ; on en rencontre qui ressemblent à de petites truffes. Quant aux sables oxaliques, ils sont plutôt grisâtres et adhèrent fortement aux parois du vase dont ils se détachent par écailles.

Les graviers volumineux, les calculs, tendent à devenir rameux, ce qui s'explique par la configuration du milieu, bassinet et calices, dans lequel ils se développent. Le bassinet et les calices constituent, en effet, une cavité irrégulière, anfractueuse, à prolongements multiples qui s'enfoncent entre les pyramides. Plus cette disposition rameuse, coraliforme, est accentuée, moins le calcul est mobile, moins il est susceptible d'engendrer une colique néphrétique en se déplaçant : ses méfaits sont d'une autre nature et d'une autre gravité.

Les graviers présentent quelquefois des facettes, traces d'un contact prolongé avec d'autres concrétions, soit dans le bassinet, soit même dans l'uretère ; un de mes malades m'a présenté, il y a quelques années, une série de sept graviers ronds, lisses, gros comme des pois, dont cinq portaient chacun deux facettes situées à des pôles opposés, tandis que les deux autres graviers n'en présentaient qu'une. Ces graviers avaient été rendus coup sur coup en deux ou trois mictions, après une série de crises néphrétiques qui s'étaient succédées à de courts intervalles pendant une durée de six semaines. La disposition et le nombre des facettes indiquaient clairement que ces graviers avaient séjourné dans l'uretère où ils étaient disposés en chapelet.

Lieu de développement. — Dés graviers peuvent se développer dans la substance rénale et y acquérir même un gros volume en se creusant une loge par refoulement de cette substance, mais le bassinet et les calices sont le siège le plus habituel des concrétions : leur nombre varie de un à plusieurs centaines. Quant à leur forme, elle peut revêtir des aspects innombrables qui défient toute description et échappent à toute prévision.

Il est rare que des calculs prennent naissance dans l'uretère même ; il faut pour cela un centre de concrétion qui doit forcément être venu du rein ou s'être introduit par pénétration à travers les parois, comme l'épingle du gendarme observé par Bayle. Ce second mode de formation est, comme on le pense bien, tout à fait exceptionnel ; c'est autour de noyaux descendus du rein et accrochés après la muqueuse que se forment par cristallisation en couches concentriques les pierres uretérales, et leurs sièges de prédilection sont les trois points d'arrêt dont nous parlerons plus loin en étudiant le mécanisme de la colique néphrétique.

L'origine de ces *calculs* uretéraux, formés autour d'une concrétion rénale arrêtée dans sa descente, n'autorise guère à les considérer comme pouvant devenir eux-mêmes ultérieurement la cause d'une colique néphrétique. Fixés comme ils le sont dans un conduit qui ne tarde pas à s'enflammer tout autour, ils deviennent une cause soit d'anurie, soit de rétention urinaire et d'hydronéphrose : bien que procédant d'une colique néphrétique qui leur a fourni un centre de formation, il est rare qu'ils en provoquent à leur tour et que leur migration naturelle s'achève ainsi.

CHAPITRE II

Etiologie et Pathogénie.

§ 1. — Causes et mécanisme de la colique néphrétique.

La colique néphrétique est dûe, ai-je dit, à la contracture douloureuse de l'uretère provoquée par la migration de concrétions urinaires, amas de sable ou graviers, provenant du rein et se dirigeant vers la vessie. Leur mise en marche peut être déterminée par une cause banale passée inaperçue ; pour peu qu'on la cherche, on la trouve toujours dans une fatigue, un cahot, un mouvement violent, peu importe ! Il est plus intéressant de rechercher ce qui peut s'opposer à la libre descente de la concrétion mobilisée et l'arrêter dans sa traversée de l'uretère.

Deux conditions peuvent, isolées ou réunies, concourir à ce résultat : le volume de la concrétion et l'inégalité de sa surface.

La traversée de l'uretère, de l'entonnoir du bassinet à l'orifice vésical, présente trois défilés, trois points de ralentissement ou même d'arrêt pour les concrétions en marche : 1º tout en haut, à l'extrémité de l'infundibulum, un premier rétrécissement constitue le collet du bassinet ; 2º à la partie moyenne de l'uretère on rencontre un autre défilé, mais sans diminution de calibre ; 3º enfin en bas, dans la portion terminale qui chemine à travers la tunique musculeuse de la vessie, les graviers rencontrent un nouveau passage difficile.

De ces trois défilés, deux correspondent à des diminutions dans le calibre du conduit : ce sont ceux qui siègent aux extrémités. L'autre, celui qui siège vers la partie moyenne, correspond au contraire à un élargissement. Dans son *Traité des maladies des voies urinaires*, dont se sont largement inspirés les travaux modernes sur la physiologie et la pathologie de l'uretère, Chopart insiste sur ce fait, paradoxal au premier abord, d'un arrêt des graviers dans la partie la plus large du conduit ; et il l'explique par le changement de direction que l'uretère subit à cet endroit en s'infléchissant sur le bord du détroit supérieur pour se diriger vers la vessie. C'est ce léger coude qui cause souvent l'arrêt des calculs ; on peut exceptionnellement le constater chez des sujets maigres au moyen de la palpation profonde que facilite le plan résistant constitué par le rebord arrondi de l'os iliaque.

La deuxième condition qui entrave la libre traversée de l'uretère par les graviers, c'est l'inégalité de leur surface ; cette circonstance est prépondérante et c'est elle qui cause le plus grand nombre des accès de colique, en même temps qu'elle explique certaines de leurs complications. Seule elle permet de comprendre pourquoi des concrétions de volume bien inférieur au calibre de l'uretère arrivent si péniblement jusqu'à la vessie. Un double obstacle s'oppose à leur libre descente : ou bien leurs extrémités aiguës se fichent dans la muqueuse et s'y arcboutent, ou plus simplement les pointes qui hérissent leur surface irritent les nerfs de l'uretère et provoquent la contracture de ce conduit, contracture dont le premier effet est d'appliquer plus étroitement la muqueuse sur les aspérités du gravier, créant ainsi un cercle vicieux dont on ne peut sortir que par l'épuisement de la contractilité.

Des causes qui retiennent les concrétions dans le rein. — Après avoir signalé les circonstances qui facilitent la mise en marche des concrétions rénales et exposé les difficultés qu'elles rencontrent dans la traversée de l'uretère, il est intéressant de rechercher ce qui peut, en dehors de la question de volume, les retenir dans les reins, d'où il semble que la seule action de la pesanteur devrait tendre à les faire sortir. Or il y a une portion de l'organe, celle qui est située au-dessous de l'insertion de l'uretère, dans laquelle les graviers ne sont pas soumis à cette influence; pour les faire remonter jusqu'à l'embouchure de ce conduit il faut, soit une inversion complète du corps, soit de violentes secousses telles que celles qui résultent de la gymnastique ou de l'équitation. Cette disposition anatomique explique la résistance de certains graviers à des lixiviations rénales abondantes et répétées, puis leur mise en marche à la suite d'une chute ou de secousses violentes, mais en tout cas son domaine est très restreint; l'hypothèse la plus probable, la mieux appuyée par des constatations directes, pour expliquer le stationnement prolongé et indolent des concrétions, c'est leur adhérence avec la substance du rein à laquelle elles sont fixées par du mucus épaissi et des tractus fibreux; c'est aussi leur emprisonnement dans le calice d'origine, dont l'ouverture de communication avec le bassinet est trop étroite pour leur livrer passage.

§ 2. — Conditions étiologiques particulières.

La *fréquence* de la colique néphrétique est heureusement bien moindre que celle de la gravelle : d'abord l'élimination des sables est le plus souvent indolente ; puis même quand il s'agit de véritables concrétions, l'appareil douloureux n'est pas en rapport direct avec l'intensité de la fabrication lithiasique. Il est au contraire d'observation journalière que les graveleux qui produisent le plus de graviers et qui en émettent le plus fréquemment en arrivent à ne plus connaître la colique néphrétique : chez eux les premières émissions ont été douloureuses, puis la sensibilité de l'uretère s'est émoussée en même temps que le rein prenait l'habitude de se débarrasser plus fréquemment de ses concrétions sans leur laisser le temps de grossir.

Bien qu'il n'y ait pas de corrélation forcée entre le volume des concrétions et l'intensité des douleurs provoquées par leur déplacement, il est certain que la disproportion entre ce volume et les dimensions de l'uretère est un des principaux éléments de la crise, mais non le plus important. Dans certaines limites, celles de l'extensibilité de l'uretère, la question de volume est primée comme facteur douloureux par celle de la forme et de la surface : les aspérités qui s'accrochent après la muqueuse éveillent la sensibilité spéciale de l'uretère plus vivement que la pression excentrique exercée sur ses parois. C'est ce qui explique la plus grande fréquence et la plus grande intensité des crises chez les oxaluriques.

L'élément causal le plus important c'est la nervosité des sujets ; c'est cette irritabilité des filets nerveux de l'uretère qui proteste par de la contracture contre le passage d'un grain de sable, alors que chez un autre sujet un gravier volumineux distendra ce conduit au prix d'un simple malaise et effectuera sa descente sans provoquer d'orage.

Chez certains graveleux, les femmes surtout, on rencontre une sorte de diathèse névralgique se rattachant d'ordinaire à l'arthritisme, qui fait que la moindre irritation d'un filet nerveux met en jeu l'irritabilité des plexus voisins : ainsi s'expliquent ces crises d'une violence extrême qui se jugent par l'émission d'une pincée de sable.

En regard de ces faits de nervosisme urétéral, on doit en placer d'autres, heureusement plus nombreux qui proclament au contraire la tolérance de l'uretère. Tous les auteurs insistent avec raison sur le défaut de corrélation entre le volume des graviers et l'appareil douloureux dont s'accompagne leur descente : on voit souvent de grosses concrétions être expulsées sans douleur appréciable et j'en ai vu pour ma part du volume d'un gros noyau d'olive traverser toute l'étendue des voies urinaires en ne causant qu'un léger et court malaise. On doit voir dans cette tolérance de l'uretère autre chose qu'un fait accidentel susceptible d'être contredit chez le même sujet par la survenance de crises violentes pour des graviers de volume égal ou même inférieur : elle résulte d'une disposition particulière, d'une moindre excitabilité nerveuse : les sujets chez lesquels j'ai rencontré cette passivité des uretères avaient eu de fréquentes crises, et toutes à peu près dans les mêmes conditions ; tous étaient du sexe masculin, bien portants en dehors des crises, d'un caractère calme et froid.

L'explication physiologique de cette tolérance, de cette passivité relative, réside sans doute dans la moindre irritabilité des fibres lisses, dans l'équilibre du système nerveux central qui le rend moins accessible aux réflexes partis des plexus abdominaux, mais ne peut-on pas faire intervenir aussi une question de calibre des voies à parcourir, admettre chez ces sujets de faible sensibilité une plus grande largeur des uretères ? Le fait que les anatomistes sont muets sur ce point ne saurait pas aller contre cette hypothèse, car on peut croire que leur attention ne s'y est pas portée. Et pourquoi les différences de calibre physiologique qu'on peut relever d'un urèthre à l'autre chez des sujets de même âge et de même taille, ne pourraient-elles pas se rencontrer dans d'autres segments des voies urinaires ? L'analogie de structure et de fonctions plaide, il me semble, en faveur de cette hypothèse.

Les conditions d'*âge*, de *sexe*, d'*hérédité* ne me retiendront pas longtemps ; elles sont sensiblement les mêmes que pour la gravelle. Rare dans l'enfance et la première jeunesse, la colique néphrétique s'observe plus souvent chez l'homme, ce qui s'accorde avec l'inégale fréquence de la gravelle dans les deux sexes. Voici quelques chiffres qui précisent ce degré d'immunité de la femme.

Durand-Fardel a noté à Vichy, 63 femmes sur

326 cas de gravelle, soit environ un cinquième (1).

Notre collègue, le docteur Debout d'Estrées, signale à peu près la même proportion : 197 femmes sur 1.020 cas de gravelle urique. Ma statistique, limitée également à la gravelle rénale, acide, non catarrhale, indiquerait une immunité moindre, un quart au lieu d'un cinquième.

Voici cette statistique, qui résulte d'une observation de dix années et dans laquelle ne figurent que des cas de gravelle rénale avérée, attestée soit par des expulsions de graviers avec ou sans coliques néphrétique, soit par l'émission fréquente, même habituelle, de sable à gros grains et de petites concrétions.

J'ai relevé dans mes notes 569 cas de gravelle, ainsi répartis :

Hommes......................	419	
Femmes......................	146	569
Enfants au-dessous de 13 ans..	4	

Sur ces 569 graveleux 332 ont eu, quelques-uns pendant leur cure, des coliques néphrétiques bien caractérisées.

---

(1) Durand-Fardel. *Traité des maladies chroniques.* T. I.

$$\left.\begin{array}{lr} \text{Hommes} \dots & 248 \\ \text{Femmes} \dots & 80\ (1) \\ \text{Enfants} \dots & 4 \end{array}\right\} 332$$

Ces 332 cas se répartissaient de la façon suivante, suivant le côté atteint :

$$\left.\begin{array}{lr} \text{Côté gauche} \dots & 164 \\ \text{Côté droit} \dots & 114\ (2) \\ \text{Des deux côtés} \dots & 54 \end{array}\right\} 332$$

Certains chiffres demandent une explication ; il peut en effet paraître très surprenant au premier abord que la proportion des sujets ayant eu des coliques néphrétiques soit aussi élevée et qu'elle excède d'autant celle des graveleux sans coliques.

569 cas de gravelle. — 237 sans coliques. — 332 avec coliques.

L'explication, la voici : sur le terrain spécial où porte notre observation, il est naturel qu'on rencontre plutôt les graveleux déjà éprouvés par des complications douloureuses de leur maladie, les sujets qui se débarrassent facilement de leurs sédiments, voire même de leurs graviers, n'étant pas pressés d'aller aux eaux, à moins d'y être poussés par l'expérience de leurs ascendants ou

(1) Sept de ces femmes avaient eu antérieurement des coliques hépatiques.
(2) Trois avaient eu des coliques hépatiques.

par la coïncidence de quelque autre manifestation diathésique. Il est certain que dans toute statistique établie près d'une source anti-lithiasique les cas de gravelle notoire compliquée de coliques l'emporteront toujours de beaucoup sur ceux de gravelle à la période sablonneuse ou même plus avancée, mais sans coliques.

Revenons à la nôtre : sur un total de 569 graveleux dont 332 avaient souffert de coliques néphrétiques, et les 237 autres avaient des urines habituellement sédimenteuses, j'ai compté 419 hommes et 146 femmes, ce qui donne pour l'élément féminin une proportion d'un quart ; et dans les 332 cas de coliques néphrétiques antérieures à l'arrivée à Contrexéville ou survenues pendant la cure, 80 femmes figurent en regard de 248 hommes, c'est-à-dire à peu près la même proportion.

Les enfants au-dessous de 13 ans figurent pour un chiffre très faible dans ma statistique, comme dans celles de Durand-Fardel et de Debout : quatre cas sur 569. Cette rareté de la gravelle chez l'enfant s'explique naturellement par les conditions différentes de l'existence ; il est certain que l'enfant échappe à la plupart des causes connues de la lithiase et que chez lui *l'excès de la recette sur la dépense* est réduit au minimum. Il reste pourtant soumis aux lois de l'hérédité et celle-ci peut être assez lourde pour se faire sentir de bonne heure. Les 4 enfants de 8 à 13 ans qui figurent dans ma statistique comme ayant eu des coliques néphrétiques, étaient fils de graveleux goutteux et les pères de trois d'entre eux ont été également soignés par moi. Notre collègue, le docteur Debout d'Estrées a observé un cas intéressant de gravelle dans la première enfance :

Il s'agissait d'un enfant né d'une mère graveleuse et tourmentée pendant sa grossesse par des crises néphrétiques. A peine âgé de 15 jours cet enfant souffrait déjà des reins et tachait ses langes d'acide urique expulsé par la verge sous forme de sable rouge. Toutes les six semaines environ il était sujet à de véritables crises néphrétiques pendant lesquelles il vomissait et se tordait dans des douleurs qui lui arrachaient des cris aigus. Les reins étaient alors douloureux au moindre toucher et la crise était suivie d'une abondante expulsion de sable urique, Mme H... amena son fils, alors âge de 11 mois, à Contrexéville et on vit à la fontaine un jeune buveur de plus, car l'enfant se trouva bien d'une faible dose d'eau du Pavillon ajoutée à son lait, et expulsa sans souffrir une quantité relativement très considérable d'acide urique : l'urine recueillie à grand peine vu l'âge du jeune malade, contenait habituellement un excès notable d'acide urique et avait une densité de 1020 (1).

Siège. — D'après une remarque assez générale et qui paraît fondée, la colique néphrétique, comme la gravelle qui la tient sous sa dépendance, affecterait plus souvent le côté gauche sans qu'on en voie bien la cause. D'après un relevé de Durand-Fardel, sur 125 cas la fréquence relative de siège se répartirait comme il suit :

>   A gauche. . . . 59 fois.
>   A droite . . . . 41 —
>   Des deux côtés . 25 —

Les 332 cas de colique que j'ai relevés siégeaient :

>   A gauche. . . . 164 fois.
>   A droite . . . . 114 —
>   Des deux côtés. 54 —

Ces 54 cas ne se rapportent pas bien entendu, à des exemples de colique bilatérale, chose tout à fait exceptionnelle ; il s'agit de malades ayant eu les deux côtés pris, mais à des époques différentes.

La prédisposition du rein gauche à la localisa-

____

(1) Debout d'Estrées : *Les causes de la Gravelle et de la Pierre*, étudiées à Contrexéville. Paris, 1878.

tion de la lithiase ressort également de l'analyse des cas de gravelle simple : sur les 237 graveleux de cette catégorie qui figurent dans ma statistique (169 H. et 68 F.), j'en trouve 165 signalés dans mes notes comme se plaignant uniquement ou principalement du côté gauche.

La bilatéralité de la crise se rencontre très rarement, du moins d'une façon assez nette pour qu'on puisse affirmer que la cause matérielle des douleurs existe des deux côtés et que les deux uretères sont traversés par des graviers, soit simultanément, soit même successivement. Il faut se défier en pareil cas des douleurs sympathiques. Le cas suivant, le seul qu'il m'ait été donné d'observer, est un exemple de colique double, alternante d'abord, puis simultanée :

Dans le cours d'une crise qui dura en tout près de neuf heures, la douleur qui avait débuté par le rein gauche, quitta ce côté pour se déclarer du côté opposé, avec la même violence ; puis au bout d'une heure environ les deux côtés furent repris à la fois et l'apaisement ne se fit que dans le sommeil morphinique : trois graviers rougeâtres furent rendus le lendemain.

Ici il ne saurait y avoir de doute sur la bilatéralité de la crise, les deux reins ayant été pris d'abord l'un après l'autre, puis simultanément.

Quant aux cas dans lesquels le malade, après avoir nettement précisé le début et le point de départ de la douleur initiale, en vient à accuser de la souffrance tout autour de la ceinture et dans tout le ventre, ils sont très fréquents, mais on n'est pas autorisé à les considérer comme des cas de colique double.

CHAPITRE III

Symptomatologie.

§ 1. — Distinction des crises en légères et fortes.

L'appareil douloureux dont le déroulement constitue la colique néphrétique peut aller depuis une simple sensation de pesanteur et de gêne dans le côté jusqu'à la douleur atroce, paroxystique, avec troubles graves de la circulation et de l'innervation : délire, état syncopal, refroidissement ; on a même signalé des terminaisons mortelles.

C'est entre ces limites extrêmes que se placent les faits d'observation courante, ceux qui ont servi de base à la description classique de la colique néphrétique et qui l'ont fait représenter comme un accident très douloureux, qui retentit sur l'état général au point de le troubler quelquefois profondément, mais qui n'a pas de suites longues et qui surtout n'est presque jamais mortel en dépit de l'appareil effrayant dont il est parfois accompagné.

Les nombreuses modalités de la colique néphrétique peuvent utilement être ramenées à deux types : coliques *légères* et coliques *fortes*. Ce qui les distingue, c'est l'intensité de la douleur et des phénomènes nerveux : la durée de la crise non plus que la nature et le volume des concrétions expulsées ne sauraient entrer en ligne de compte, car on voit les plus atroces douleurs correspondre à l'expulsion d'un peu de sable fin, tandis que des graviers du volume d'un noyau de cerise ou d'olive éveillent à peine la susceptibilité des conduits traversés.

Je ne me dissimule pas les objections qu'on peut faire à cette division des coliques néphrétiques en *légères* et *fortes* et je n'ai pas la prétention d'établir une démarcation absolue entre les unes et les autres ; mais au point de vue clinique, surtout au point de vue du traitement à employer tant pour venir à bout de l'accès que pour en prévenir le retour, on ne doit pas confondre dans une seule description comme des phases d'un même mal, les coliques *légères* et les coliques *fortes*. Si en effet la colique légère ne marque souvent que le début du mal appelé à s'accentuer

bientôt avec le cortège des symptômes généraux,
souvent aussi elle reste légère jusqu'au bout.
Il y a des coliques *légères* comme il y a des migraines *faibles* par opposition aux migraines
violentes, comme il y a des névralgies *simples*
et des névralgies *paroxystiques, congestives*.
Au fond de la distinction que je propose il peut
y avoir, comme je l'ai dit plus haut, une différence de calibre des uretères, mais il y a surtout
la différence d'impressionnabilité du système
nerveux ganglionnaire et central, la différence
d'irritabilité des plexus rénaux, iliaques et
pneumo-gastriques. C'est l'intervention du système nerveux qui donne à la crise ses proportions, qui la fait facile ou laborieuse, inoffensive
ou menaçante, *légère* ou *forte*.

§ 2. — Colique légère. Petite crise

Le début est rarement brusque : l'attention du
sujet est attirée par une sensation de gêne profonde, de pesanteur dans un côté, entre la dernière côte et l'os iliaque ; quelquefois il s'y
ajoute de petits tiraillements. Les inspirations
profondes et les mouvements d'élévation du bras

correspondant accentuent la sensation pénible qui s'étend peu à peu vers la fosse iliaque, mais sans prendre le caractère lancinant. Les malades continuent à marcher et se soulagent en comprimant leur côté avec la main ; ils ont conscience de quelque chose qui est accroché. Le retentissement sur l'état général est peu marqué ; l'appétit reste rarement intact, mais l'estomac garde les aliments ; le sommeil vient difficilement, il est agité et les malades gardent en dormant la notion de l'endolorissement de leur côté. Les urines ne sont modifiées ni dans leur quantité, ni dans leur aspect pendant la durée de l'accès, mais on peut observer un peu de fréquence des mictions et de l'agacement dans la profondeur du canal.

Cet état de malaise dure souvent plusieurs heures sans accalmie ni aggravation et il se juge habituellement par la sortie de sable ou de graviers ; il est exceptionnel que les concrétions engagées s'accrochent après les parois de l'uretère et s'y arrêtent, ou qu'elles rebroussent chemin pour rentrer dans le bassinet : la descente se fait lentement sans saccades, mais d'une façon continue.

Cette forme adoucie de la colique néphrétique peut correspondre à des graviers de grosseur

bien différente ; je l'ai observée plusieurs fois
comme préface à la sortie de gros graviers uriques
atteignant le volume d'un noyau d'olive. Au
cours de la saison dernière, j'ai eu en traitement
un Brésilien qui, dans l'espace de deux mois,
venait d'avoir trois accès de colique néphrétique
légère, consistant dans quelques heures d'un
malaise très supportable et aboutissant cependant
à l'expulsion de volumineux graviers uriques en
forme d'amande, dont le plus gros avait deux
centimètres de longueur sur 8 millimètres de
largeur et 4 d'épaisseur. Les faits de ce genre ne
sont pas rares : comment les expliquer ? Je ne
reviendrai pas sur les explications fournies par
les variations de sensibilité d'un sujet à l'autre,
par les différences de nervosité et par la considé-
ration du calibre des uretères ; il en a déjà été
question à plusieurs reprises. Mais la forme du
gravier, sa consistance, l'état de sa surface sont
à considérer. De mon observation personnelle il
résulte que semblable tolérance ne s'est rencontrée que vis-à-vis de graviers lisses, à extrémités
mousses ; la contre-épreuve a pu être faite en ce
sens que les mêmes malades qui n'avaient pas
souffert pour rendre de gros graviers à surface
unie souffraient pour en rendre de bien plus pe-

tits dont la surface était grenue ou les extrémités pointues. On ne doit donc pas s'attendre à voir ces crises légères aboutir à l'expulsion de concrétions oxaliques.

Cette influence de la forme et de la surface, lisse ou hérissée d'aspérités, des concrétions est encore mise en relief par le fait que ces coliques légères ne s'accompagnent presque jamais d'hématurie.

Ces crises atténuées peuvent s'observer en série coupée par des intervalles de calme : il n'y a plus de douleur spontanée, mais une inspiration profonde, un mouvement violent du bras, un cahot suffisent pour la réveiller, indiquant par là que l'uretère est encore occupé ; et la situation peut se prolonger ainsi pendant des heures et même des jours sans affecter l'état général d'une façon sensible grâce à ce que le barrage n'étant pas complet, le cours de l'urine n'est pas arrêté.

Ce *petit état de crise* a quelquefois une longue durée et finit par agacer les malades, surtout par les inquiéter quand ils n'en ont pas encore l'expérience. C'est de cette forme atténuée de colique néphrétique que l'illustre graveleux Montaigne disait : « Quand elle m'assault mollement elle me fait peur car c'est pour longtemps. »

§ 3. — Grande Crise.

L'intensité de la douleur lombo-iliaque, la multiplicité et la violence de ses irradiations, les troubles digestifs et nerveux, le retentissement sur l'état général, tout cela justifie amplement la distinction que j'établis entre la *grande* et la *petite* crise de colique néphrétique. Le tableau clinique est tout différent : dans un cas il s'agit d'un malaise qu'on peut traîner quelques jours sans que la santé générale en soit atteinte ; dans l'autre c'est une maladie véritable qui affecte sérieusement l'état général et qui ne saurait durer longtemps sans faire courir des risques sérieux. Il ne s'agit pas là de sensibilité exagérée et il ne sert à rien de dire qu'à volume égal de gravier un autre malade souffrirait moins ; il y a et il faut voir dans la douleur autre chose qu'une impression pénible dont il ne restera rien une fois que la cause aura cessé d'agir ; et ce n'est pas seulement contre la douleur en elle-même et pour elle-même qu'il faut intervenir. Elle traduit en effet une irritabilité du système nerveux qui, une fois déchaînée, retentit sur les grands appareils organiques, trouble la circulation et peut agir même par inhibition sur les centres respiratoires. Le soulagement de cette douleur dans la *grande crise néphrétique* est quelquefois une indication vitale.

Tableau de la grande crise. — Le début peut être brusque ou précédé de prodromes sur la signification desquels le sujet déjà atteint d'autres fois ne se trompe pas. Quand la crise débute brusquement c'est souvent par un violent frisson suivi presque immédiatement d'une douleur dans l'un des flancs. Cette dernière parfois sourde et gravative mais le plus souvent aiguë et lancinante s'étend bientôt vers en bas dans la fosse iliaque et s'irradie jusque dans le scrotum, entraînant la rétraction du testicule vers l'anneau et une sensibilité très vive de cet organe, quelquefois même du gonflement douloureux de l'épididyme.

Au commencement de la crise, on peut délimiter la douleur lombaire et la localiser dans le rein et la partie supérieure de l'uretère, mais bientôt toute la région lombo-iliaque devient douloureuse et le moindre attouchement est pénible si tant et même que le malade puisse le supporter. Les irradiations se font vers l'aine, vers le col de la vessie et jusqu'à l'extrémité de l'urèthre, souvent aussi vers le rein opposé, au point de faire penser à une attaque bilatérale bien que la chose soit tout à fait exceptionnelle ; la cuisse du côté malade s'engourdit ou est prise de crampes.

L'agitation est grande : le patient se retourne incessamment sur son lit, cherchant en vain une position qui le soulage, appuyant la main tantôt sur son côté, tantôt sur l'aine que gonfle le testicule retracté, frottant sa cuisse qui se contracture, se couchant en arc de cercle pour se détendre aussitôt comme un ressort, s'asseyant, se relevant, rejetant ses couvertures, poussant des plaintes et implorant à grands cris du soulagement.

L'état général ne tarde pas à s'altérer, mais sans que la fièvre s'allume, sans que la température s'élève : le pouls devient fréquent, inégal, la face se couvre de sueur, les nausées se montrent bientôt suivies de vomissements d'abord alimentaires, puis bilieux et allant parfois jusqu'au sang. Les troubles urinaires ne font pas nécessairement partie du tableau clinique, mais on les observe habituellement sous forme d'envies fréquentes pénibles, qui n'aboutissent qu'à l'évacuation de quelques gouttes d'urine trouble, épaisse et même sanguinolente.

Si la crise persiste sans accalmie l'angoisse peut prendre de grandes proportions et l'état général s'altérer d'une façon inquiétante : le corps se couvre de sueurs froides, les extrémités se refroidissent, deviennent violettes, il survient du hoquet, le pouls faiblit en même temps qu'il s'accélère, la respiration se suspend par moments, les membres sont agités de mouvements convulsifs et le malade tombe dans un état d'anéantissement tout en continuant à souffrir comme le prouvent les contractions des muscles de la paroi abdominale, et les soubresauts involontaires.

On observe quelquefois, surtout chez les sujets nerveux et chez les enfants, du délire et des convulsions, symptômes qui doivent faire songer à la possibilité d'une urémie aiguë, et sur la signification desquels je reviendrai tout à l'heure. Je m'empresse de faire observer que la colique néphrétique prend rarement cette tournure grave : la marche progressive et ininterrompue des accidents est l'exception, la crise étant habituellement coupée par des moments d'accalmie amenée par le traitement ou même spontanée. On a rarement aujourd'hui l'occasion de voir la crise se terminer par les seuls efforts de la nature : l'injection de morphine est un moyen si fidèle, au moins dans la grande majorité des cas, et en même temps si innocent, de l'acheminer vers sa solution naturelle en supprimant la douleur qu'aucun médecin n'hésite à l'employer dès que celle-ci s'accuse un peu fortement ; et d'ailleurs le plus souvent les malades la réclament. La crise s'achève donc le plus souvent dans le sommeil ou l'engourdissement morphinique.

Modes habituels de terminaison. — La crise peut cesser brusquement ou graduellement : sa cessation brusque est due soit à la chûte du gravier dans la vessie, soit — solution moins heureuse — à sa réascension dans le bassinet dans l'entonnoir duquel il n'était qu'engagé. Les malades qu'une injection de morphine n'a pas plongés dans l'engourdissement ont parfois la sensation nette du défilé franchi et de l'arrivée du gravier dans la vessie, terme naturel de son douloureux voyage ; j'en ai vu accuser un soulagement immédiat après une dernière douleur plus vive qui leur faisait pousser des plaintes comparables à celles du dernier temps de l'accouchement.

La cessation graduelle de la crise s'observe plus fréquemment ; alors même que le mal évolue naturellement sans l'aide de la morphine, la douleur devient moins vive en même temps qu'elle se concentre dans la fosse iliaque et que les irradiations cessent les unes après les autres. La sensibilité à la pression se précise au niveau de la portion inférieure et le patient a quelquefois la perception très nette de *quelque chose qui descend* (sic). Le calme se fait en même temps dans l'état général et la crise finit insensiblement. Ce résultat est dû pour une part à l'épuisement de la contractilité uretérale, mais on peut l'expliquer aussi par un changement de position du gravier qui, basculant sous l'influence de la contraction se présente par un plus petit diamètre ou par une extrémité mousse et chemine plus facilement.

Telle est heureusement la terminaison la plus fréquente, celle vers laquelle la crise va d'elle-même et que tout l'effort de la thérapeutique doit tendre à faciliter.

Que le gravier tombe dans la vessie ou qu'il remonte dans le bassinet après un simple engagement dans l'entonnoir, la douleur cesse complètement et la crise est finie sauf dans le second cas à recommencer dans un délai plus ou moins rapproché. Mais le syndrôme douloureux peut s'arrêter sans que sa cause matérielle ait disparu,

autrement dit sans que l'uretère soit redevenu
libre par la chûte du gravier dans la vessie ou
par sa réascension dans le bassinet ; il reste en
route accroché après la muqueuse, dans une portion de l'uretère assez large pour n'en être pas
obturée, et si la crise douloureuse se calme cela
tient à l'épuisement de la contractilité. Il reste
une sensibilité profonde que la pression transforme facilement en douleur, et qui peut persister
pendant des jours et des semaines pour se dissiper insensiblement ou bien se prononcer sous
forme d'une nouvelle crise, généralement courte
et cette fois complète.

Voila quelles sont les terminaisons habituelles
de la colique néphrétique : une grande différence
les sépare selon que le gravier dont le déplacement l'a provoquée arrive ou non jusque dans la
vessie, selon qu'elle aboutit ou qu'elle n'aboutit
pas. On ne peut pas songer à évaluer numérique-
ment la proportion de ces résultats parceque la
certitude de la descente complète du gravier manque souvent. Il peut en effet s'écouler des semaines et même des mois avant que le produit d'une
colique néphrétique soit expulsé, et alors le malade est rétabli depuis longtemps, souvent même
perdu de vue par le médecin qui l'a soigné. En

outre il y a des graviers qui, une fois arrivés dans la vessie y restent sans accuser leur présence et y grossissent à l'insu du porteur pendant que le souvenir de la colique néphrétique qui les y a amenés s'efface jusqu'à disparaître : la constatation d'une pierre vésicale dont l'origine se rattache à une colique néphrétique ancienne sortie de la mémoire, est un fait fréquent et presque banal.

La cessation, spontanée ou provoquée de la crise est généralement suivie d'une profonde sensation de bien être en même temps que d'anéantissement à laquelle succède un profond sommeil. Au réveil il peut subsister de la sensibilité dans le côté, que la pression accentuera si un gravier est resté accroché après la muqueuse ; mais cette solution incomplète de la crise est loin de représenter la règle et dans la généralité des cas le patient sort de son sommeil complètement soulagé.

Une abondante émission d'urine est habituelle, dont les premiers jets sont troubles, épais, sanguinolents ; il arrive même souvent qu'on trouve au fond du vase le corps du délit : sable mélangé de petits caillots sanguins ou graviers enrobés dans du mucus rougeâtre. Quand les graviers ne

sont expulsés que le lendemain ou jours suivants,
ils ont perdu leur enrobement muqueux par suite
de leur immersion dans l'urine, et leur passage à
travers le col de la vessie et l'urèthre en est naturellement plus pénible.

Il peut arriver qu'une crise à peine finie recom-
mence au bout de quelques heures, déterminée
par le passage d'autres graviers, et il peut même
s'en présenter en série sous forme d'accès sub-
intrants.

§ 3. — Analyse des symptômes.

Phénomènes précurseurs. — Les uns pré-
cèdent la crise de quelques heures, voire même
d'un jour ou deux ; ce sont des douleurs vives
mais passagères, des éclairs de douleur dans la
région lombaire — ou un endolorissement inex-
plicable de muscles très éloignés, notamment des
muscles du cou. Patezon a insisté sur ces douleurs de nuque qui iraient quelquefois jusqu'au
torticolis ; j'ai rencontré deux fois ce singulier
prodrome.

Les *prodromes immédiats* consistent dans
des sensations douloureuses ou des troubles fonc-

tionnels soit dans la région qui va être le théâtre
de la crise, soit dans des régions éloignées. C'est
une sensation de chaleur profonde ou au contraire de froid dans les lombes — c'est une vive
douleur derrière le pubis avec ou sans ténesme
vesical — ou bien encore des envies fréquentes
d'aller à la selle mais sans résultat, un ténesme rectal difficile à expliquer. J'ai observé
une fois une sorte d'aura testiculaire, sous forme
de douleur partie du fond du scrotum sans rétraction de la glande.

Quant au *frisson* que quelques auteurs ont
signalé comme annonçant toujours la crise et
marquant son début, il est certain qu'on le rencontre souvent comme symptôme initial, mais
d'un autre côté j'ai constaté trop souvent son
absence pour pouvoir admettre comme cela a été
dit, que le « frisson initial est le langage du rein
au début de toutes ses maladies. »

Symptômes de la crise. a) *Douleur.* — Elle
peut revêtir tous les aspects, atteindre les degrés
les plus élevés, se limiter à la région reno-ureté-
rale ou s'étendre à tout l'abdomen. Elle défie toute
description, elle peut dépasser toutes limites jusqu'à menacer l'existence en provoquant la syncope ; en tout cas, sa persistance à un degré élevé

constitue une menace pour l'avenir du rein qu'elle entretient dans un état de congestion.

Les caractères de la douleur lombo-uretérale, son siège, ses intermittences servent à apprécier les diverses phases de la colique : au début de la crise, la douleur lombaire unilatérale siégeant en dehors de la dernière vertèbre dorsale et des premières vertèbres lombaires, juste au-dessous de la dernière fausse côte, correspond au passage des concrétions de l'entonnoir du bassinet dans la première portion de l'uretère. Les douleurs déchirantes qui se déplacent vers en bas en suivant le trajet de l'uretère, on peut, dans quelques cas, à la faveur d'une grande minceur des parois abdominales, en toucher du doigt l'explication ; et ce qui prouve qu'elles sont bien en relation avec le traumatisme exercé par le gravier migrateur, c'est leur intermittence ou leur diminution d'intensité correspondant au franchissement d'un défilé uretéral et leur prompte réapparition quand le gravier arrive au défilé suivant. L'intensité de la douleur dépend de la forme du gravier, de sa dureté et des aspérités de sa surface plus encore que de son volume.

Les irradiations se font généralement vers en bas dans l'aine et le scrotum, dans la cuisse, vers l'anus ; on en observe parfois à l'épigastre, dans la région du foie et autour de la ceinture sous les fausses côtes.

La douleur *testiculaire* manque rarement, mais la douleur correspondante des grandes lèvres qu'on a signalée chez la femme par analogie n'est rien moins qu'habituelle ; j'ai interrogé sur ce point plusieurs femmes malheureusement familiarisées avec la colique néphrétique et je n'ai obtenu que rarement une réponse affirmative.

Le testicule n'est pas seulement douloureux ; il est habituellement ramené vers l'anneau, et la douleur est causée en partie par la contracture du cremaster, mais il se fait des irradiations douloureuses dans la glande elle-même, puisqu'on en a observé le gonflement. Durand-Fardel (1) cite le cas d'un malade chez lequel plusieurs crises néphrétiques s'accompagnèrent d'une tuméfaction manifeste du testicule. Le Dentu rapporte également dans son traité de la Chirurgie du Rein un exemple de cette épididymite d'origine néphrétique, curieuse par son apparition et sa disparition rapides.

L'engourdissement de la cuisse correspondante

(1) Durand-Fardel. *Traité des Maladies chroniques.*

est un symptôme fréquent : j'ai vu s'y joindre des crampes très douloureuses dans le mollet, et à ce propos il me revient à la mémoire un cas que j'ai observé il y a une quinzaine d'années, à l'hôpital militaire de Lille.

On amena dans mon service au milieu de la nuit un sous-officier qui, au sortir d'un cabaret, avait été pris brusquement de douleurs atroces dans le ventre, avec vomissements, crampes horriblement douloureuses dans un mollet, puis refroidissement, en un mot les symptômes d'un empoisonnement ou du choléra (il y en avait en ce moment dans la région). Le malade était hors d'état de donner le moindre renseignement sur le point de départ des douleurs ; le seul symptôme qui motiva des réserves en attirant l'attention sur l'appareil urinaire, fut l'acharnement avec lequel le malade malaxait et tiraillait comme inconsciemment l'extrémité de sa verge. La cessation brusque de cet appareil symptomatique inquiétant, puis l'expulsion d'un gros gravier urique fixèrent le diagnostic.

Anomalies de la douleur. — La douleur lombaire peut manquer et la crise ne consister que dans une douleur sus-pubienne avec irradiations de bas en haut le long des uretères, un léger état nauséeux et du ténesme vésical. Je viens d'observer cette particularité chez un graveleux qui avait eu déjà plusieurs crises avec ce caractère, et toutes jugées par des émissions abondantes de gros sable rouge.

Ce malade a eu ici sous mes yeux une crise légère : absence de douleur lombaire, malaise subit consistant dans des envies de vomir et des sueurs froides, puis une violente douleur sus-pubienne irradiant vers le périnée et de bas en haut du côté gauche dans la direction de l'uretère. Le calme fut obtenu assez vite par de simples applications chaudes et le lendemain matin il y eut une émission abondante de sable rouge à gros grains, dont plusieurs atteignaient le volume d'une grosse tête d'épingle.

b). Symptômes gastriques: Vomissements. — Ce symptôme est très irrégulier comme fréquence et comme moment de la crise auquel il se montre ; il va depuis le simple état nauséeux qui fait dire aux malades qu'ils ont le cœur sur les lèvres jusqu'aux vomissements incoercibles. Quand la colique surprend l'estomac en pleine digestion le vomissement est presque inévitable, mais il peut s'arrêter après l'évacuation du contenu stomacal, si on ne le provoque pas par l'ingestion de potions ou de tisanes. Il peut également se produire dans l'état de vacuité de l'estomac, comme dans le mal de mer, et alors on observe des vomissements bilieux et muqueux allant parfois jusqu'au sang. A ce degré ce symptôme constitue une complication sérieuse, dangereuse même, à cause de l'épuisement et du collapsus qui peuvent en résulter.

Symptômes intestinaux. — L'intestin est exceptionnellement touché par la colique néphrétique ; on peut constater sa participation soit au début de la crise soit dans sa période terminale. Le Dentu a signalé un singulier prodrome consistant dans de fausses envies d'aller à la selle. Je viens d'observer chez un officier autrefois atteint de dysenterie, mais n'en présentant plus traces depuis longtemps, des crises néphrétiques à début dysentériforme.

M. W...; officier de l'armée russe, souffrant depuis trois ans de coliques néphrétiques sans rendre de graviers, est venu à Contrexéville en septembre dernier et y a rendu, au bout de quelques jours, d'abord du sable oxalique, puis un gros gravier d'oxalate de chaux. Ces deux résultats ont été précédés de quelques heures de malaise non comparable aux crises antérieures, si ce n'est pas le début qui a consisté ici tout comme chez lui, dans des selles répétées, liquides, brûlantes à l'anus, muqueuses et sanguinolentes à la fin. Il se faisait du côté de l'intestin une congestion viol nte, allant jusqu'à l'exhalation sanguine, mais passagère, car les selles redeve-

(1) Le Dentu. — *Traité des affec ions chirurgicales des reins,* p. 167.

naient normales aussitôt après la crise, et depuis plusieurs années déjà elles ne prenaient cet aspect dysentérique qu'au moment des accès de colique néphrétique ; j'ajouterai que cet officier n'était pas hémorrhoïdaire.

J'ai vu deux fois des malades accuser vers la fin de la crise des élancements à l'anus qui leur faisaient croire que cet orifice donnait passage à la cause de leur mal. Ce n'était là que des sensations réflexes provoquées par la contracture de a dernière portion de l'uretère ; il ne faut pas les confondre avec les douleurs anales d'origine congestive que la colique nephrétique éveille facilement chez les hémorrhoïdaires.

Symptômes fournis par l'urine. — La fonction urinaire est toujours plus ou moins atteinte par la migration laborieuse des concrétions rénales : l'urine peut être diminuée dans sa sécrétion et cette diminution peut aller jusqu'à la suppression complète, jusqu'à l'anurie. Son excrétion peut être seule entravée, par obstruction de l'uretère ou par paralysie réflexe de la vessie. Enfin, son aspect peut être modifié ; elle peut se troubler, devenir boueuse et contenir du sang.

Ce qu'on observe le plus souvent, sans que la crise en acquière pour cela plus de gravité, c'est un trouble de l'émission joint à une modification d'aspect : le malade rend par petites quantités une urine épaisse, rouge, brûlante, mélangée même d'un peu de sang ; et ces mictions pénibles s'accompagnent d'épreintes au col de la vessie et de douleurs uréthrales qu'il cherche à soulager en comprimant le gland et en étirant la verge.

Il est extrêmement rare de voir au cours d'une forte crise des mictions abondantes d'urine normale ; les auteurs qui ont signalé ce fait ont cherché à l'expliquer par une polyurie réflexe momentanée, mais c'est l'effet contraire qu'on observe habituellement, du moins au cours de la crise.

L'hématurie n'est pas l'accompagnement nécessaire de la colique néphrétique, même intense : on comprend en effet qu'un gravier à surface lisse, unie, puisse causer par son volume une contracture extrême de l'uretère sans excorier sa muqueuse. Non seulement l'hématurie n'est pas inévitable, mais elle est plutôt rare, en tout cas peu abondante, par opposition avec l'hématurie calculeuse, qu'on observe sans accompagnement de crise proprement dite chez les sujets porteurs d'une ou de plusieurs pierres rénales.

Le sang provenant des déchirures faites à la muqueuse de l'uretère peut filtrer goutte à goutte à travers ce conduit contracturé et se mélanger à l'urine, ou s'amasser derrière le gravier pour être rendu à l'état de pureté à la fin de la crise ou donner lieu à des caillots allongés, vermiformes, dont l'aspect indique nettement le lieu de formation. En tout cas, l'écoulement de sang qui peut accompagner la migration des graviers ne prend jamais d'importance et ne réclame pas une action thérapeutique spéciale.

L'opposition que j'ai signalée entre les hématuries lithiasiques spontanées d'origine rénale et les hématuries d'origine uretérale qui accompagnent la colique néphrétique, les unes pouvant être abondantes et même graves, tandis que les autres se réduisent à des saignements sans gravité ; cette opposition, dis-je, peut trouver son explication dans la contracture de l'uretère qui s'oppose à la stase sanguine dans l'épaisseur des parois, en même temps qu'elle opère sur les érosions de la muqueuse une véritable hémostase. Je le croirais d'autant plus volontiers que j'ai vu dans deux circonstances cette opposition se vérifier sur des graveleux hémophiliques qui, après des écarts de régime ou sous l'influence de violentes secousses rénales, avaient eu par moments, des hématuries abondantes non douloureuses, et d'autres fois, au contraire, de violentes coliques néphrétiques avec urines simplement sanguinolentes.

§ 5. — Terminaisons graves : complications.

La colique néphrétique peut-elle par la simple exagération de son processus habituel et sans les complications dont il sera question plus loin avoir une terminaison funeste ?

La chose peut arriver et les auteurs en citent des exemples dûs à l'exagération des symptômes nerveux, à une véritable action inhibitoire sur les ganglions centraux. Je n'ai pas observé cette issue funeste, mais j'ai dû intervenir une fois, de la façon la plus active, contre un état de sidération nerveuse avec refroidissement, petitesse du pouls, hoquet, intermittence de la respiration ; tous symptômes qui faisaient craindre une mort prochaine. Ce n'est qu'à force d'injections d'éther et de caféine, et grâce à l'enveloppement dans de larges serviettes sinapisées, que le malade, dont tous les organes étaient sains d'ailleurs, put être sauvé.

Lorsque la mort arrive dans le cours d'une

attaque néphrétique, elle peut être plutôt le résultat d'une complication ou d'un état pathologique antérieur : elle est causée par une urémie aiguë (Anurie) ou elle trouve son explication dans une tare ancienne du sujet, dans une lésion du cœur ou des gros vaisseaux, dans une affection pulmonaire, dans une congestivité exceptionnelle des centres nerveux (épilepsie, hystérie) qui les rend plus accessibles à l'inhibition partie des plexus rénaux et spermatiques. En traitant des complications nous serons amenés à parler de l'urémie aigue à laquelle on doit penser quand il survient du délire ou des convulsions.

COMPLICATIONS

I. — OBLITÉRATION DE L'URÉTÈRE. — Si la mort au cours de l'accès est un fait extrêmement rare, on peut la voir se produire dans un délai assez court par suite de l'oblitération persistante de l'uretère et de l'anurie qui en résulte. La traversée de l'uretère par des concrétions descendues du rein s'accompagne forcément d'une diminution de la lumière de ce conduit, et il peut se produire par moments, sous l'influence d'une contracture plus forte, une fermeture complète avec arrêt du gravier ; mais le relâchement ne tarde pas à se faire et ce dernier reprend sa migration avec l'appareil douloureux qu'on connaît. Ces arrêts momentanés, ces obstructions transitoires font partie intégrante de la colique néphrétique, et on ne saurait y voir des complications ; ils sont la colique elle-même.

Mais le gravier peut se fixer d'une façon durable, obstruant complètement l'uretère et opposant à l'urine un barrage absolu, en même temps que l'appareil douloureux se calme.

La menace de l'anurie surgit alors, avec ses conséquences d'intoxication urémique rapide ou lente.

Anurie calculeuse. — La pathogénie des accidents consécutifs à l'oblitération brusque d'une uretère par un calcul n'a été bien étudiée que depuis une quinzaine d'années ; son élucidation est due aux travaux de Tenneson (1), de Merklen (2), de Guyon (3), de Demons et Pousson (4), de

(1) Tenneson. — *Note sur l'Anurie calculeuse.* Soc. méd. des Hôpitaux, 1879.
(2) Merklen. — *Étude sur l'Anurie.* Th. inaug., Paris, 1881.
(3) Guyon. — *Expériences sur la tension intra-rénale.* In Annales des mal. des org. gén.-urin., 1892.
(4) Prof. Demons et Pousson. — Annales org. gén.-urin., 1894.

Legueu (1); on peut dire de l'étude clinique publiée par ce dernier auteur en 1895, qu'elle a donné la formule définitive de l'anurie calculeuse et fixé les règles de son traitement.

Dans le cas présent, celui d'un gravier qui s'arrête dans sa descente et se fixe en bouchant complètement l'uretère, le cours de l'urine est brusquement arrêté; elle ne passe plus, la tension du liquide contenu dans le bassinet s'élève tout d'un coup et la sécrétion s'arrête. Les suites dépendront de ce qui va se passer dans l'autre rein, et tout d'abord de l'état fonctionnel dans lequel l'accident arrivé à son congénère va le trouver. S'il n'est pas altéré, s'il fonctionne normalement, sa sécrétion pourra être diminuée par le réflexe réno-rénal parti du rein obstrué, et alors, la sécrétion étant supprimée dans un rein et diminuée dans l'autre, l'excrétion urinaire sera réduite en conséquence. Cette action réflexe pourra même aller jusqu'à l'arrêt total de la sécrétion, mais cette suppression ne sera jamais que transitoire ; l'influence inhibitoire exercée par le rein *barré* sur le fonctionnement de son congénère *normal* n'est pas durable, et si à la rigueur

---

(1) Legueu. — *De l'anurie calculeuse*. In Annales, oct. 1895.

la sécrétion est suspendue à la fois dans les deux reins, la perturbation ne dure pas assez longtemps pour qu'on puisse parler d'anurie au sens clinique du mot.

Quand l'anurie se déclare au cours d'une colique néphrétique, coïncidant avec une accalmie ou même avec la cessation des douleurs aiguës ; quand elle est complète et persistante, le cathétérisme démontrant la vacuité de la vessie, on doit penser, *ou* que le barrage existe des deux côtés à la fois, *ou* que celui des deux reins qui n'est pas barré était malade et ne fonctionnait plus ou à peu près.

Or l'obstruction simultanée des deux uretères est tout-à fait improbable, tandis que l'explication fournie par la mise hors de service préexistante de l'un des reins peut invoquer en sa faveur des preuves anatomiques et des preuves cliniques. Legueu a résumé la pathogénie de l'anurie calculeuse complète et persistante dans la formule suivante : « L'anurie ne se montre que chez les indi- « vidus qui ne vivent qu'avec un rein ». Ce distingué confrère, dont les travaux ont singulièrement élucidé la question des anuries et de leur traitement chirurgical, n'admet qu'avec réserve la suppression de la sécrétion dans un rein nor-

mal sous l'action du réflexe réno-rénal : « Les
« anuriques, dit-il, sont des individus dont un
« rein a, depuis plus ou moins longtemps, cessé
« de fonctionner, au point que ce fonctionnement,
« s'il existe encore, ne doit plus compter au point
« de vue physiologique. Lorsqu'un calcul s'engage
« dans l'uretère sain, dans le seul uretère per-
« méable et utile, il y a anurie ; il en sera de
« même, à plus forte raison, chez ceux qui, par
« suite d'une anomalie congénitale, n'ont jamais
« eu qu'un rein... Je ne saurais mieux exprimer
« ma pensée qu'en disant que l'anurique est un
« individu qui, la veille, vivait avec un seul
« rein ».

Pour résumer ce qui a rapport à l'anurie en
tant que complication de la colique néphrétique,
nous dirons que cette dernière peut être interrom-
pue, et même terminée en tant que crise douloureuse, par l'enclavement du gravier dans l'uretère
avec obstruction persistante de ce conduit. Il en
résulte comme effet immédiat l'élévation brusque
de la tension dans le bassinet et la suspension du
travail sécréteur dans le rein. Selon que l'autre
rein est ou non en bon état, on verra apparaître
de l'oligurie ou une anurie complète avec menaces
d'urémie pour peu que la situation se prolonge.

Si l'obstruction de l'uretère n'est pas brusque, la sécrétion de l'urine peut continuer ; le liquide s'accumule au-dessus du gravier enclavé et on se trouve en face d'une rétention, première phase de l'hydro-néphrose. Le danger existe toujours, mais il est d'une autre nature et moins pressant.

L'étude des accidents déterminés par l'obstruc-tion des uretères ne fait pas partie de notre sujet, alors même que le point de départ en aurait été une colique néphrétique : le calcul une fois en-clavé et immobilisé il est habituel que les dou-leurs aiguës cessent et la crise néphrétique peut être considérée comme terminée. On se trouve en face d'une anurie calculeuse complète et d'une urémie plus ou moins menaçante ; l'appareil symptomatique est tout différent de ce qu'il était tout à l'heure pendant la crise, et si l'indication thérapeutique doit toujours viser la suppression du barrage, elle ne s'inspire plus de la même préoccupation et elle doit être poursuivie par d'au-tres moyens. Nous serons amenés en exposant le traitement de la colique néphrétique et de ses complications immédiates à discuter la conduite qu'on doit tenir en présence de la plus grave d'entre elles.

II. — DÉCHIRURE DE L'URETÈRE. — RUPTURE

DU BASSINET. — Ce sont là des solutions exceptionnelles au premier titre, de véritables curiosités pathologiques qu'on a pu observer une ou
deux fois, mais qui n'ont pas besoin d'entrer dans
nos prévisions. La rupture du bassinet, comme
celle de l'uretère dans ses portions supérieure et
moyenne, serait fatalement suivie de péritonite
promptement mortelle, tandis que de la portion
inférieure de l'uretère un calcul peut passer directement par ulcération dans un organe voisin,
ce qui constitue une terminaison heureuse à condition que la communication ne reste pas ouverte. C'est ainsi que Spencer Wells a vu un calcul s'éliminer par le rectum chez un sujet qui
avait présenté à la suite d'une colique néphrétique des signes d'abcès prostatique.

III. — COMPLICATIONS INFLAMMATOIRES. — On
trouve, signalées sous cette rubrique dans tous
les traités de pathologie rénale l'uretèrite, la
pyelite, la pyelo-néphrite, mais sans indications
relatives à la physionomie spéciale de ces complications et aux conditions qui en favorisent le
développement. Après avoir acquis une certaine
connaissance de la colique néphrétique, grâce aux
nombreux cas que j'ai eu à traiter et aux enseignements puisés dans les antécédents des

quelques centaines de graveleux dont j'ai dirigé la cure hydro-minérale, j'en suis venu à considérer ces complications comme tout à fait exceptionnelles, à moins qu'on ne veuille voir une urétérite, une Pyelite ou une Pyelo-néphrite dans les signes d'irritation qui se manifestent pendant les 3 ou 4 jours qui suivent la crise. Une irritation au moins passagère est la conséquence inévitable du traumatisme exercé sur la muqueuse de n'importe quel conduit par les corps étrangers qui le traversent ; et si elle va jusqu'à l'inflammation, c'est une inflammation transitoire qui va se dissiper d'elle-même ou sous l'influence du traitement le plus anodin.

Il n'y a pas, dans l'hypothèse de reins normaux, non malades, de complications véritablement inflammatoires à la colique néphrétique à moins que dans le cas d'obstruction complète et prolongée de l'uretère ; j'en ai parlé assez longuement pour n'avoir pas à y revenir en ce moment. Mais la colique néphrétique peut exagérer une néphrite existante, reconnue ou non, et favoriser même l'explosion d'accidents graves. Dans ce cas la colique néphrétique n'aura été qu'un incident greffé sur une situation pathologique préexistante, et les aggravations qu'elle peut déterminer

ne sauraient être considérées comme sa con-
tinuation.

§ 6. — Suites.

I. — SUITES IMMÉDIATES. — CONGESTION RÉNALE.
— ALBUMINURIE. - Pour peu qu'aient duré la
contracture de l'uretère et l'obstacle à l'écoulement de l'urine, le rein en est inévitablement
affecté et troublé dans son fonctionnement : outre
l'irritation propagée de la muqueuse uretérale à
la muqueuse du bassinet, il faut compter avec
l'augmentation de tension, avec la rétention de
l'urine et la dilatation des canalicules rénaux qui
en est la conséquence forcée. Une colique néphrétique provoque toujours de la congestion rénale,
laquelle passe le plus souvent inaperçue, mais
s'accuse cependant par la présence dans le dépôt
urinaire de globules sanguins et de nombreux
débris épithéliaux, puis par une albuminurie
passagère que la présence des hématies ne suffit
pas à expliquer. J'ai constaté cette protestation
du rein chaque fois que je l'ai cherchée et j'ai
toujours trouvé l'urine albumineuse, alors même
que l'examen microscopique n'indiquait pas la

présence du sang, mais cette albuminurie est passagère et il ne faut plus s'attendre à la trouver après le troisième ou quatrième jour. Si elle dure au-delà, il ne s'agit plus seulement d'une simple fâcherie de l'organe, d'une protestation transitoire ; on a affaire à une néphrite inflammatoire.

Glucosurie. — Il m'a été donné deux fois d'observer à la suite de colique néphrétique une glucosurie passagère.

Dans le cours de la saison de 1891 j'avais trouvé un peu de sucre dans l'urine d'un malade qui venait faire une cure, à peine remis d'une colique néphrétique remarquable par sa durée et sa violence ; au bout de trois jours, alors que la cure était à peine commencée, le sucre avait disparu et je n'avais pas attaché plus d'importance à ce fait, lorsque mon attention fut attirée de nouveau l'année suivante sur la glucosurie lithiasique.

En juillet 1892, je reçois un graveleux d'une cinquantaine d'années, vigoureux, sanguin, bien portant, qui a eu depuis huit mois deux crises de colique néphrétique jugées toutes deux par l'émission d'un gravier rougeâtre, et qui souffre depuis une quinzaine de jours dans le côté gauche. M. X... me signale une constatation qui aurait été faite lors de sa deuxième crise ; dans l'urine du lendemain et des trois ou quatre jours suivants on aurait trouvé du sucre, 2 grammes par litre. Depuis cette époque, ce malade, tourmenté par la crainte du diabète, qui n'existe cependant pas dans ses antécédents de famille, examine journellement son urine, mais elle n'a plus contenu du sucre et elle n'en contient pas actuellement. Vers le milieu de la cure, une colique néphrétique se déclare qui aboutit, après quatre heures de douleurs facilement supportées et nullement comparables a celles des crises antérieures, à l'expulsion de trois petits graviers. L'urine examinée la veille de la crise ne contenait pas de sucre, tandis que j'en trouvais dans la première miction qui suivit la sortie des graviers. Le chiffre ne s'en éleva pas au-dessus de deux grammes et demi, et dès le troisième jour, il n'y en avait plus. Depuis cette époque, M. X... n'a plus eu de coliques néphrétiques, n'a même plus souffert des reins et n'a plus eu de sucre dans ses urines ; je le vois fréquemment et je sais que sa santé se maintient excellente.

J'ai prononcé le mot de glucosurie lithiasique ; je ne prétends pas pour cela qu'il existe une relation étroite de pathogénie entre la colique néphrétique et l'apparition du sucre dans l'urine, mais on ne peut pas contester, il me semble, dans le cas ci-dessus, un lien de causalité, au moins occasionnnelle. Que cette glucosurie se rattache au principe goutteux dont dépendrait aussi la gravelle, la chose est probable, et nous avons ici trop d'occasions de voir le diabète goutteux pour ne pas connaître sa relation avec les variations dans le chiffre de l'acide urique urinaire. Mais dans la glucosurie succédant immédiatement à la colique néphrétique et disparaissant en même temps que les traces d'irritation rénale il y a autre chose qu'une coïncidence, et l'action provocatrice de la crise n'est pas douteuse. Elle est d'ailleurs facile à expliquer par l'ébranlement nerveux et les troubles de circulation qu'elle entraîne.

En tout cas peu importe l'interprétation ; l'essentiel, c'est qu'on sache que la colique néphrétique peut être suivie de glucosurie passagère, et que la recherche du sucre fasse partie de celles dont l'urine doit toujours être l'objet pendant les quelques jours qui suivent la crise.

II. — SUITES ÉLOIGNÉES. — La répétition des crises néphrétiques constitue une menace pour l'avenir du rein : l'effet accumulé des excès de tension causés par l'obstruction de l'uretère se traduira à la longue par de la dilatation permanente des canalicules et par des lésions de dégénérescence de leur paroi, toutes conditions préparatoires de l'hydronéphrose comme de la néphrite scléreuse.

CHAPITRE IV

Diagnostic : diagnostic différentiel.

Le diagnostic ne peut être embarrassant qu'en présence d'une première crise chez un sujet qui ne se sait pas graveleux : le malade qui a déjà fait connaissance avec la colique néphrétique fait de lui-même le diagnostic des atteintes ultérieures, tant l'impression laissée par la première est forte et durable.

En l'absence d'antécédents et d'indications fournies par le patient, les éléments du diagnostic seront puisés dans le siège de la douleur, dans ses caractères, dans l'exploration de la zône douloureuse, dans la recherche des indices fournis par l'état des urines. Je me suis suffisamment étendu dans le chapitre précédent sur les caractères de la douleur et sur ses irradiations pour ne pas avoir à y revenir.

Quelques auteurs ont signalé la possibilité de constater *directement* la cause matérielle du mal, de surprendre le gravier dans sa migration laborieuse : à la rigueur la chose est possible et je me rappelle avoir pu une fois chez un malade exceptionnellement maigre, ayant un ventre en carène, sentir sur le trajet de l'uretère une tuméfaction et une dureté au niveau desquelles la pression de la main causait une vive douleur. Mais on ne devra pas compter là dessus pour fixer son diagnostic ; d'abord parce que la contracture des muscles pariétaux s'opposera le plus souvent à l'exploration, ensuite parce que même quand cette exploration sera possible elle sera presque toujours négative, enfin et surtout parce que quand l'idée vient de chercher à sentir directement l'uretère contracturé sur le gravier, le diagnostic est déjà fait. C'est là du diagnostic purement spéculatif, de la semeiologie de cabinet ; il faut n'avoir pas assisté des malades en proie à une colique néphrétique pour venir proposer sérieusement de les soumettre en pleine crise à des explorations de ce genre.

On a dit avec raison que ces tentatives de constatation directe du barrage urétéral sont le plus souvent empêchées par la contracture des muscles pariétaux : je le crois facilement, mais il ne s'en suit pas que cette défense des muscles abdominaux puisse être ipso facto interprétée en faveur de l'existence d'une obstruction urétérale et considérée comme un bon signe de colique néphrétique : bien des souffrances d'organes sous-jacents à ces muscles peuvent motiver de leur part la même défense comme on va le voir dans le chapitre suivant.

Si le tableau clinique que nous avons tracé se déroulait toujours tout entier et dans le même ordre, il n'y aurait pas place pour une hésitation: ce qui en fait naître et ce qui conduit quelquefois à des erreurs de diagnostic, c'est la singularité du début, c'est l'apparition de douleurs prodromiques éloignées du véritable siège du mal ; c'est la bilatéralité de la douleur lombaire, ce sont surtout les renseignements fournis par le malade toujours disposé à rapporter ses souffrances à une cause banale mais matérielle qui aura frappé son attention, comme à en localiser la source dans un des organes qui ne sont atteints que secondairement et par irradiation.

Pour faciliter notre tâche nous allons prendre successivement les principaux symptômes de la colique néphrétique et nous demander à quelles affections *étrangères au rein* leur présence peut faire songer.

Prenons d'abord la *douleur* et supposons

qu'elle soit là seule manifestation : selon qu'elle se cantonnera sous les dernières fausses côtes, entre elles et la crête iliaque, avec irradiations en ceinture ou qu'elle s'irradiera en même temps vers en bas dans la fosse iliaque, elle pourra donner à un esprit non prévenu l'idée d'un *lumbago*, d'une *colique intestinale*, quelquefois même d'une *typhlite ou pérityphlite* quand c'est le côté droit qui est pris.

a) Le Lumbago peut avoir le début rapide, même brusque, de la colique néphrétique, et la douleur peut prendre en quelques instants une grande acuité. A la contraction permanente des muscles intéressés s'ajoutent parfois des contractions convulsives tétaniformes horriblement douloureuses, qui arrachent des cris au patient et lui font garder l'immobilité dans les attitudes forcées les plus étranges. Mais la douleur, habituellement bilatérale, est limitée aux gouttières vertébrales ; elle est dans l'épaisseur de la paroi dorsale et s'il s'y joint des irradiations, elles sont en ceinture et non descendantes. Le cantonnement costo-lombaire de la douleur et sa superficialité éloignent l'idée d'en rechercher l'origine dans la souffrance d'un organe profond.

Ce qui marque surtout la différence entre le

lombago prononcé et la colique néphrétique, c'est la crainte des mouvements, la raideur de l'attitude, c'est l'immobilité du tronc dans le premier cas, comparée à l'agitation incessante et à la recherche perpétuelle d'une nouvelle position, dans le second.

b) Coliques venteuses. — J'ai été deux fois témoin d'atroces douleurs lombo-abdominales avec secousses tétaniques des muscles des gouttières et des muscles pariétaux, causées par des gaz emprisonnés sans doute dans une anse intestinale. Dans un de ces cas les antécédents lithiasiques du malade avaient fait penser à une colique néphrétique et les applications chaudes largement faites sous la pression de cette idée étiologique, avaient naturellement augmenté le mal dont la véritable nature fut révélée par le gonflement du ventre, par la formation de bosselures sonores, puis par des émissions gazeuses suivies de soulagement et qu'il suffit alors de favoriser pour amener une guérison rapide.

Les coliques venteuses portées à ce degré sont certainement rares, mais moins que ne tendrait à le faire croire le silence des auteurs : on peut les rencontrer en dehors des cas de compression ou de rétrécissement intestinal, de préférence

chez les sujets nerveux, chez les femmes hystéri-
ques, chez les hémorrhoïdaires.

c) *Typhlite: Pérityphlite.* — Ces affections
ont parfois un début brusque, avec douleurs ilio-
lombaires et vomissements, qui peut les faire
confondre avec une colique néphrétique du côté
droit : j'ai soigné ici, au cours de la dernière saison, un planteur d'Haïti, chez qui cette confusion
avait été faite, comme le prouvaient les traces
d'une large application de sangsues. Il semble que
l'erreur ne saurait se prolonger, car, dans un cas
comme dans l'autre, les douleurs tant spontanées
que provoquées ne tardent pas à prendre un
siège et une physionomies caractéristiques. J'ajouterai que l'erreur qui ferait méconnaître l'affection intestinale serait seule à redouter à cause
de la liberté de développement qu'elle laisserait
à l'inflammation, tandis que la colique néphrétique prise pour une typhlite ne pourrait que se
bien trouver du traitement antiphlogistique par
lequel on doit toujours débuter en pareil cas. Il
est vrai que si, comme de trop nombreux chirurgiens et même médecins le conseillent, on en
venait à rejeter tout traitement médical, à saisir
le bistouri et à ouvrir le ventre dès qu'on soupçonne une inflammation du cœcum ou de son

appendice, l'erreur de diagnostic aurait au contraire une gravité exceptionnelle.

d) Les coliques intestinales par indigestion ou par empoisonnement peuvent offrir de la ressemblance avec la colique néphrétique, et lorsque cette dernière s'accompagne de refroidissement, d'hyperesthésie de la paroi abdominale et de crampes dans les mollets, comme j'en ai cité un exemple (voir p. 53), la confusion est possible. Mais ce sont là des circonstances exceptionnelles et je ne m'y arrêterai pas davantage.

e) Chez les *paludiques* à rate hypertrophiée des accès de fièvre peuvent retentir par action de voisinage sur le rein et s'accompagner de douleurs simulant la colique néphrétique. Lorsque le paludisme est notoire et n'est associé à aucun trouble de l'appareil urinaire, la cause véritable de ces pseudo-crises néphrétiques est facile à reconnaître, mais il y a des circonstances où la confusion est facile et où l'erreur peut durer :

J'ai soigné ici, en 1890, un officier de marine, M. de D., atteint de Pyelo-néphrite sans avoir jamais rendu de graviers ni éprouvé de colique néphrétiques, et chez lequel l'apparition du syndrôme douloureux classique me parut devoir être expliquée par la descente de quelques sables ou bouchons de muco-pus, jusqu'au jour où mon attention fut attirée pendant un des accès par le volume et la sensibilité de la rate. Quelques doses de sulfate de quinine eurent vite raison de ces crises qui venaient périodiquement et qui débutaient par du frisson.

Ce dernier symptôme qui aurait dû me mettre sur la voie et me faire soupçonner le paludisme, fut, au contraire, une cause d'erreur par suite de la place exagérée qui lui a été faite dans la sémiologie du rein : certains auteurs, et pas des moindres, ont en effet considéré le frisson comme le langage du rein au début de toutes ses maladies. J'ai déjà eu l'occasion de m'expliquer à ce sujet.

A rapprocher de ce fait celui cité par Kühn, de coliques néphrétiques se reproduisant avec des intermittences parfaitement réglées, d'accès survenant cinq jours de suite à la même heure pour cesser après l'expulsion d'un gravier (1).

f) Au nombre des affections abdominales, de nature névralgique ou liées à la contracture d'organes creux, les plus susceptibles d'être confondues avec la colique néphrétique, des auteurs ont placé les *coliques utérines* et la *névralgie de l'ovaire*. Je ne suis pas de cet avis, et la confu-

(1) Kühn. — Accès de fièvre intermittente déterminés par un calcul rénal. *Gaz. hebdom.* 1856.

sion me paraît au contraire facile à éviter : d'abord le début des coliques utérines ou ovariques est rarement brusque ; ces états douloureux sont presque toujours rattachables à des accidents antérieurs de même nature ou au moins à des troubles fonctionnels. Une femme n'est pas prise brusquement de névralgie ovarique ou de coliques utérines ressemblant à de la colique néphrétique sans avoir déjà souffert dans ces organes ; et bien des raisons existent, il me semble, pour empêcher le diagnostic de s'égarer. Les coliques utérines purement névralgiques, non rattachables aux efforts de la matrice pour se débarrasser d'un contenu pathologique sont assurément une rareté, puis la douleur est alors retro ou sus-pubienne avec irradiations bilatérales ; et bien que ces dernières puissent se faire jusqu'aux lombes en remontant à travers le plexus utéro-ovarien, les circonstances dans lesquelles se manifesterait la douleur lombaire différeraient trop de ce qu'on observe dans la colique néphrétique et je ne crois guère à la possibilité d'une confusion.

J'en dirai autant de la névralgie ovarique, bien qu'ici l'unilatéralité de la douleur puisse fournir un argument en faveur du rapprochement entre les deux syndrômes : je ne pense pas qu'on soit exposé à confondre un accès de névralgie ovarique avec une crise néphrétique : d'abord parce que la névralgie ovarique essentielle sans lésions ovariques sous jacentes est déjà contestable, ensuite parce que dans l'ovarite le foyer douloureux a un siège fixe, vers une des cornes de l'utérus, par opposition avec ce qui se passe dans la colique néphrétique où la douleur se déplace : d'abord lombaire, elle dessine sa marche descendante par de courtes et légères irradiations, puis elle se déplace le long de l'uretère et ne se fixe dans la fosse iliaque que dans la dernière période de la crise.

g) Colique hépatique. — L'affection la plus susceptible d'être confondue avec la colique néphrétique, c'est certainement la *colique hépatique* qui lui ressemble d'ailleurs par son mécanisme et qui procède d'une cause analogue, à savoir la contracture d'un conduit membraneux sous l'action irritante d'un corps étranger qui le traverse. Théoriquement, et le plus souvent aussi dans la réalité, il existe des différences dans les caractères, tant de la douleur principale que des douleurs irradiées : la douleur des crises hépatiques commence habituellement par l'épigastre, tandis que le point lombo-costo-iliaque signale le début des crises néphrétiques ; puis, alors que dans ces dernières les irradiations se font vers la fosse iliaque, vers l'aîne et vers le membre inférieur, lorsqu'il s'agit d'une crise hépatique c'est plutôt dans les parois thoraciques et dans l'épaule droite que le patient accuse des élancements secondaires. Tout cela est exact et il est certain que dans les cas types, il n'y a pas matière à confusion tant la douleur se superpose exactement à l'organe d'origine ; mais s'il n'y avait que des *cas type*, pas besoin ne serait d'étudier longuement le diagnostic différentiel. Il faut savoir que la colique néphrétique du côté droit peut emprunter la physionomie de la crise hépatique, d'autant mieux que la souffrance du rein peut agir sur le foie par voie réflexe ou par action de voisinage. C'est ainsi sans doute qu'on doit expliquer la complication d'ictère signalée dans des cas de colique néphrétique, à moins que par suite d'un diagnostic incomplet, mais très difficile d'ailleurs, on ait méconnu la coexistence d'une crise néphrétique et d'une crise biliaire. La recherche des points douloureux, l'étude des commémoratifs, l'enquête sur l'état antérieur des urines aideront à éviter l'erreur ; on ne perdra pas de vue que les coliques néphrétiques sont plus fréquentes chez l'homme

que chez la femme, laquelle est par contre beaucoup plus sujette aux coliques hépatiques.

DES COLIQUES PSEUDO-NÉPHRÉTIQUES

Le diagnostic différentiel de la colique néphrétique ne consiste pas uniquement dans l'élimination des affections extra-rénales, douloureuses et
à début subit, qui présentent de l'analogie avec
elle. Tout n'est pas fait quand le siège anatomique du mal est établi et localisé dans le rein, car
il y a des états pathologiques de cet organe n'ayant
aucun rapport avec la lithiase, qui peuvent donner lieu à un syndrôme douloureux de même
physionomie. En outre le tableau de la colique
néphrétique, moins l'expulsion du gravier, peut
se dérouler tout entier sous l'influence d'une lésion médullaire et en l'absence de toute altération
rénale apparente ; autrement dit, à côté des *coliques néphrétiques vraies* provoquées par la descente d'un corps étranger (gravier, caillot sanguin, bouchon muqueux, etc.), il en est de *fausses* dans lesquelles l'appareil symptomatique est
le même, alors que la cause matérielle fait défaut

et que l'uretère n'est ni distendu ni déchiré par un corps étranger.

Il faut connaître ces coliques *pseudo-néphrétiques*, car si en tant que crise douloureuse elles réclament l'emploi du même traitement, il n'en est pas ainsi de la maladie ou de la lésion qui les tient sous sa dépendance : le pronostic et la prophylaxie sont également tout différents.

De ces coliques pseudo-néphrétiques, les unes coexistent avec une anomalie rénale qui les tient sous sa dépendance ; telles sont les crises douloureuses de *l'ectopie rénale* qui, par leur soudaineté, par les caractères de la douleur, par les vomissements qui les accompagnent, peuvent facilement donner le change chez des malades dont l'attention n'a pas encore été attirée de ce côté et qui ignorent leur maladie. La constatation de l'ectopie, c'est-à-dire de la tumeur formée par l'organe déplacé, est seule capable de trancher la question, or on y arrivera difficilement pendant la crise. La ressemblance symptomatique peut être poussée au point de rendre le diagnostic très difficile, mais il faut tenir compte de la rareté de l'ectopie rénale ainsi que des diverses circonstances, telles que le sexe du malade et le côté intéressé, qui peuvent mettre sur la voie.

Les déplacements du rein se sont vu attribuer une place, à notre avis bien exagérée, dans la pathologie de la femme : quelques auteurs ont voulu expliquer par là les douleurs abdominales, les troubles dyspeptiques, et la plupart des douleurs et troubles nerveux considérés comme d'origine utéro-ovarienne. On est allé jusqu'à dire que le rein droit est rarement à sa place chez la femme et qu'en présence d'une crise douloureuse de l'hypocondre droit le diagnostic n'était à faire qu'entre une colique hépatique et une crise d'éctopie rénale. Il y a là une exagération manifeste : si on peut prétendre à la rigueur qu'au point de vue strictement anatomique le rein droit est rarement à sa place après quelques années de port du corset, il est certain que la torsion du pédicule vasculo-nerveux et de l'uretère, d'où naissent les crises de pseudo-colique, représente un degré avancé et déjà rare de l'affection.

Attaques de Goutte rénale. — On a dit que la Gravelle est la goutte du rein : c'est vrai au point de vue pathogénique, mais ce n'est pas toute la vérité. La Goutte a d'autres façons de se manifester sur cet organe, et elle s'y montre sous forme d'accès douloureux, caractérisés par des douleurs lombo-iliaques, par des modifications dans l'aspect et la composition des urines, par du malaise général, etc.

Ces symptômes revêtent parfois un caractère d'acuité qui peut faire penser à la colique néphrètique. L'un de nos prédécesseurs, le Dr Baud, a signalé cette manifestation goutteuse que j'ai observée de mon côté un certain nombre de fois et dont je me suis occupé surtout comme facteur d'albuminurie transitoire (1).

« Chez les goutteux et rhumatisants, les émis-
« sions sédimenteuses peuvent n'être que l'acces-
« soire de crises goutteuses ou rhumatismales
« plus douloureuses qu'elles-mêmes. Un confrère
« à qui j'ai donné des soins à plusieurs reprises
« ne m'offrait que des sédiments rouge brique,
« au plus quelques sables jaunes très tenus, après
« trois ou quatre jours de douleurs rénales très
« violentes, accompagnées de fièvre ardente, de
« dysurie et de vomissements. Dans ce cas et
« dans un certain nombre d'autres du même
« genre, je n'ai pu m'expliquer une telle dispro-
« portion entre les symptômes et leur cause ap-
« parente qu'en les portant au compte d'une
« attaque goutteuse sur les tissus du rein (2). »

(1) *De l'Albuminurie chez les graveleux*, par le Dr Mabboux: Mémoire couronné par l'Académie de médecine, 1896.
(2) Dr Baud. — *Études sur Contrexéville*, Paris, 1875.

L'accès de Goutte rénale ne s'accompagne pas nécessairement de ces émissions sédimenteuses dont la présence pourrait, d'ailleurs, être considérée à la rigueur comme une explication suffisante de la douleur et de la dysurie : le seul signe extérieur de la localisation goutteuse peut consister dans l'aspect particulier de l'urine et dans l'apparition d'une albuminurie passagère. Ces congestions peuvent survenir chez des goutteux atteints de gravelle sans qu'on soit en droit de les confondre avec des accidents lithiasiques ; j'en ai eu sous les yeux deux cas intéressants.

L'un de ces malades était graveleux et avait eu plusieurs accès de colique néphrétique du côté droit ; il avait en même temps de la goutte articulaire siégeant tantôt sur un pied, tantôt sur l'autre, et par ci par là des accès de douleurs lombaires bilatérales. Ces dernières, qui ne tournaient pas à la colique néphrétique et ne s'accompagnaient pas d'émission de sables, précédaient souvent de trois ou quatre jours l'accès de goutte, au point que le malade en était arrivé à v voir l'annonce de ce dernier. Chez mon autre malade, les poussées rénales congestives se produisaient toujours du même côté et consistaient dans une sensation de plénitude avec battements dans les lombes ; il n'y avait jamais eu de signes de gravelle, mais la diathèse goutteuse avait multiplié ses manifestations articulaires et viscérales.

Chez ces deux malades l'urine rendue pendant les poussées congestives présentait quelques-uns des caractères assignés par M. Robin à la congestion rénale *a frigore* : couleur foncée, grande acidité, globules rouges et cylindres épithéliaux en grande quantité, albuminurie de 0 g. 50 à 1 g. 50 par litre. Je n'ai pas hésité, vu l'enchaînement de ces accidents avec les accès de goutte articulaire, à y voir de véritables accès de goutte rénale.

On comprend, pour peu que l'invasion soit brusque et la douleur lombaire vive, que la pensée d'une colique néphrétique vienne d'abord à l'esprit ; mais dans l'accès de goutte rénale la douleur est fixe, bien localisée au niveau du rein, sans irradiations ilio-inguinales ; c'est de la pesanteur dans le côté, une sensation de plénitude plutôt que des élancements douloureux. On n'observe ni le déplacement de la douleur, ni ses intermittences, ni surtout les épreintes sur le trajet de l'uretère ; les troubles réflexes de l'estomac font défaut ; il y a du malaise général, un peu de température, du ralentissement de la sécrétion urinaire avec les modifications d'aspect et de composition signalées plus haut. Tout cela constitue un tableau bien différent de la *grande crise* de colique, et vis-à-vis de la *petite crise* il existe encore dans la physionomie de la douleur lombaire et dans les caractères de l'urine des différences suffisantes pour empêcher le diagnostic de s'égarer longtemps.

Névralgies rénales. — Le Rein peut-il être atteint de névralgie sans altération sous-jacente de son tissu ?

Existe-t-il une névralgie rénale essentielle, idiopathique, *sine materia ?* Cette affection a été longtemps considérée comme une simple vue de l'esprit, mais le travail que Legueu lui a consacré, en 1891, l'a définitivement introduite dans le cadre pathologique. Des preuves de son existence ont été données, défiant la critique la plus exigente et la plus soupçonneuse : des néphrectomies tentées en désespoir de cause pour combattre des douleurs intolérables, ont permis d'abord de constater l'intégrité anatomique du rein douloureux, puis l'enlèvement de l'organe a été suivi de la cessation des crises, ce qui empêchait de leur attribuer une origine extra-rénale, et de les considérer par exemple comme une manifestation tabétique.

Ces névralgies du rein se sont accompagnées, dans quelques cas, d'hématurie légère, ce qui favorisait encore la confusion avec des crises de calcul vraies. C'est là assurément une affection rare, mais à laquelle on doit penser en présence de crises de douleurs néphrétiques, qui se répètent sans expulsion de graviers et sans que le rein reste douloureux et sensible à la pression dans leur intervalle.

Je pense en avoir rencontré un cas ici, au cours de l'avant-dernière saison : à défaut de la preuve anatomique, dont il est question plus haut, le diagnostic pouvait invoquer l'existence, chez la malade, d'une véritable diathèse névralgique.

Observation. — Il s'agissait d'une dame de 35 ans, fille et petite-fille de goutteux, bien portante d'ailleurs, mais, sujette, depuis son adolescence, à des névralgies faciales et intercostales et à des crises de gastralgie : la menstruation était souvent douloureuse et l'écoulement très abondant.

Cette dame vint ici en 1895 avec son mari qui s'inquiétait de la présence fréquente de gros sable rouge dans ses urines : elle ne prit pas les eaux malgré que je l'y eus engagée à cause de ses antécédents héréditaires qui autorisaient à considérer ces névralgies comme étant de nature goutteuse. Elle eut ici quelques accès de névralgie faciale qu'elle traita elle-même par la méthode homœopathique ; un jour elle fut prise brusquement de douleurs dans le côté droit des lombes, puis dans la région sous-hépatique et la fosse iliaque avec l'appareil ordinaire de la colique néphrétique, y compris l'excitation vésicale et l'oligurie : pas de symptômes gastriques. Impuissance des calmants habituels. — Refus de l'injection de morphine. — Soulagement après absorption de 4 grammes d'antipyrine en l'espace de deux heures.

Le surlendemain, retour des accidents, presque à la même heure : crise moins accentuée, mais plus longue, traitée par la médication homœopathique : Brucine et hyosciamine.

Le sixième jour : toujours sans que rien ait passé dans les urines, nouvelle crise presque aussi forte que la première et dont la malade demande à être soulagée par une injection de morphine : je la décide à prendre de la quinine ; elle en prend pendant quatre jours et les accès ne se renouvellent pas ; mais vers la fin du séjour il y eut un violent accès de névralgie sus-orbitaire et l'époque menstruelle se montra douloureuse comme d'habitude. A aucun moment depuis la première crise jusqu'au départ de Contrexéville, on ne constata des concrétions dans l'urine, dont la composition était d'ailleurs normale.

Il me semble difficile d'expliquer autrement que par une névralgie rénale cet appareil douloureux à retours périodiques dont le siège était évidemment dans le rein et dont on ne pouvait trouver la cause ni dans une altération de l'organe, ni dans une particularité quelconque de l'urine. La diathèse névralgique du sujet venait encore à l'appui de cette interprétation.

Certaines affections du système nerveux central peuvent, en l'absence de toute lésion des reins, simuler une colique calculeuse : Maurice Raynaud a signalé les *crises rénales* de l'ataxie locomotrice, et la névralgie rénale hématurique a été observée comme symptôme précoce de cette maladie (Dr Chandelux, de Lyon).

Si on s'en tenait uniquement à l'appareil symptomatique, si on ne faisait attention qu'au siège de la douleur, à son intensité et à ses irradiations ainsi qu'aux troubles urinaires, on pourrait certainement étendre beaucoup le champ du diagnostic différentiel, car bien des états pathologiques à siège péri-rénal et à marche chronique peuvent à un moment donné se manifester par des crises douloureuses présentant de l'analogie avec la colique néphrétique : mais, comme nous l'avons déjà dit, ce qui caractérise cette dernière, ce qui lui fait une physionomie distincte et facilement reconnaissable, ce n'est pas seulement son appareil de douleur et de troubles fonctionnels ; c'est aussi, c'est surtout la soudaineté de son début et sa survenance en plein état de santé.

Je me contenterai de signaler les crises douloureuses qui peuvent compliquer les suppurations rénales, spécifiques ou non, par suite de l'engagement de grumeaux fibrineux et de caillots de pus dans les uretères.

De même pour les crises de douleurs uretérales expulsives qui accompagnent certaines hématuries à la suite de traumatismes ou chez des sujets atteints de néoplasme rénal, tuberculose ou cancer.

Dans ce cas, comme dans le précédent, il s'agit en somme de coliques néphrétiques vraies, bien que non lithiasiques : les douleurs sont en rapport avec la traversée de l'uretère par un corps étranger, caillots de sang ou grumeaux de pus, au lieu de graviers. Le diagnostic ne saurait s'égarer, car il découle nécessairement de la lésion rénale ou du traumatisme ; l'interprétation de ces coliques néphrétiques *non calculeuses* ne présente pas de difficultés et il n'y a pas matière à diagnostic différentiel.

NÉPHRALGIE CALCULEUSE. — PIERRE RÉNALE.

Après avoir différencié la colique néphrétique d'avec les crises douloureuses analogues qu'on peut observer en dehors de la lithiase, nous devons aborder un point de diagnostic très délicat, rechercher à l'aide de quels signes on peut distinguer les coliques causées par des concrétions expulsables de celles qui sont produites par le simple engagement de concrétions trop volumineuses pour pouvoir sortir du rein en passant par les voies naturelles : coliques de la **gravelle** dans le premier cas, coliques de la **pierre rénale** dans le second.

Ce n'est pas tout de diagnostiquer le déplacement d'une concrétion rénale et de pouvoir mettre sur l'appareil douloureux, souvent si compliqué, que nous avons décrit, l'étiquette de colique néphrétique : à côté des cas simples, où le patient, surpris en pleine santé, voit sa crise céder au bout de quelques heures et être suivie à bref délai d'une émission de sable ou de graviers, il y a les cas où la crise n'aboutit pas, *parce qu'elle ne peut pas aboutir*, où elle ne constitue qu'un épisode greffé sur une néphralgie continue, où elle est provoquée par les tentatives d'engagement de calculs trop gros, au lieu d'être liée à la traversée de l'uretère.

La signification de ces crises, généralement courtes, mais qui peuvent être extrêmement douloureuses, n'est pas toujours facile à établir, surtout lorsque l'inclusion calculeuse ne s'accompagne pas d'inflammation de la muqueuse et que l'urine conserve ses caractères normaux. Une crise néphrétique peut, en effet, ne pas avoir sa solution naturelle, c'est-à-dire ne pas aboutir à l'expulsion d'un gravier, sans qu'on soit autorisé pour cela à la rattacher à une inclusion calculeuse: la pratique de tous les jours nous montre qu'à la faveur d'un large calibre de l'urèthre un gravier peut arriver à l'extérieur en passant inaperçu : d'un autre côté, les graviers descendus du rein peuvent séjourner dans la vessie et s'y développer sans causer de douleurs. Le fait que la cessation d'une crise n'est pas suivie d'émission de sable ou de graviers ne saurait faire craindre la rétention des concrétions dans le bassinet que si la chose se répétait souvent et surtout si, dans l'intervalle de ces crises sans issue, la région lombaire restait endolorie. C'est ce qui ne tarde pas à se produire : une ou deux tentatives d'engagement de la pierre rénale peuvent ne pas laisser de traces, la douleur peut se dissiper et l'urine reprendre son aspect normal, si elle l'avait perdu; mais pour peu que ces tentatives se rapprochent, l'irritation qu'elles causent ne se dissipe plus ; elle s'augmente à chaque crise, le flanc reste sensible profondément, la muqueuse du bassinet s'enflamme et l'urine devient catarrhale.

A ce degré, la lithiase rénale n'est plus justiciable d'agents hygiéniques ou simplement médicaux ; elle ne peut plus se juger d'elle-même par l'expulsion spontanée des concrétions ; il faut qu'une voie artificielle leur soit ouverte. La chirurgie devra intervenir et le plus tôt sera le meilleur, car le danger n'est pas uniquement dans l'amplification incessante du calcul inclus, il est surtout dans l'inflammation du rein et dans la menace de sa suppression fonctionnelle.

Il est donc de la plus grande importance de reconnaître le plus tôt possible que le bassinet contient des calculs trop gros pour pouvoir sortir par les voies naturelles. Les faits exceptionnels de calculs rénaux arrivés à des dimensions énormes sans avoir provoqué de douleur restent en dehors de notre sujet : les seuls cas d'inclusion calculeuse qui doivent nous occuper sont ceux qui s'accompagnent de crises de douleur ressemblant à la colique néphrétique expulsive.

La douleur lombaire, les irradiations, les phénomènes réflexes du côté des centres nerveux ou de l'estomac, peuvent être les mêmes, dans le cas d'un calcul engagé dans l'entonnoir du bassinet

5

sans pouvoir aller plus loin, comme dans celui d'un gravier qui chemine à travers l'uretère. Dans un cas comme dans l'autre, il peut survenir de l'hématurie et la ressemblance symptomatique peut être absolue. Ce n'est donc pas la physionomie de la crise qui mettra sur la voie d'une pierre rénale : la question ne se posera réellement qu'à partir du moment où, dans l'intervalle de crises répétées, la région du rein reste douloureuse.

Quels sont les caractères de la néphralgie calculeuse ?

La douleur est habituellement sourde, pongitive plutôt que lancinante, comparée par le malade tantôt à une pesanteur dans le côté, tantôt à une brûlure. Elle occupe ordinairement une zône étendue verticalement de la dixième côte à l'épine iliaque postero-supérieure, transversalement de la masse sacro-lombaire à la ligne verticale tombant du bord antérieur de l'aisselle : en un mot « elle correspond à peu près aux limites « du rein lui-même, mais en les débordant de « tous côtés. Le malade, invité à indiquer le « maximum de sa douleur profonde, porte habi- « tuellement ses doigts au niveau de la douzième « côte, en dehors de la masse sacro-lombaire, et « lorsqu'il ne peut pas réveiller par une pression

« limitée à ce point le maximum dont il connaît
« pourtant bien la place, il étale la main sur toute
« la zone indiquée à l'instant, et dit : c'est tout
« cela qui me fait mal. (1) »

Lorsqu'un malade, qui a de temps en temps
des crises de colique néphrétique sans expulsion
de graviers, souffre ainsi d'une façon habituelle,
il y a tout lieu de croire à l'inclusion d'un ou de
plusieurs calculs.

Lorsque la douleur profonde est sourde, mal
délimitée par le malade, on peut la réveiller et en
préciser le siège par certains modes d'exploration : le malade est couché sur le dos, les épaules
et la tête un peu relevées, sur un lit à plan hori-
zontal où le siège n'enfonce pas ; un coussin est
glissé sous les jarrets, et les cuisses sont modéré-
ment fléchies de façon à relâcher les muscles
abdominaux qu'une flexion exagérée ferait au
contraire contracter. Voici les règles tracées par
Le Dentu pour cette exploration : « On déprime
« peu à peu et très doucement la paroi abdomina-
« le au moyen des deux mains rapprochées et l'on
« explore l'uretère de bas en haut.

« Si cette exploration réveille de la douleur, il

____

(1) Le Dentu. — Ouv. cit.

« n'est pas rare de constater que ce conduit est
« tuméfié. En remontant peu à peu on arrive à
« un point correspondant à la face inférieure du
« bassinet, situé : à droite, sur le bord inférieur
« du foie, en dedans de la vesicule biliaire, un
« peu en dehors du muscle Grand Droit de l'ab-
« domen ; à gauche, en dehors de ce muscle,sous
« le rebord des fausses côtes. Ici une seule main
« suffit pour les recherches ; en même temps
« l'autre doit être placée en arrière du tronc. Elle
« refoule la région lombaire en avant et rappro-
« che le rein de la paroi abdominale antérieure.
« Ordinairement ce mode d'exploration suffit
« pour réveiller la douleur, mais quel qu'en ait
« été le résultat, il faut le compléter par le sui-
« vant : le malade est mis dans le décubitus laté-
« ro-abdominal, sur le côté sain et un peu sur le
« ventre. Il est indispensable de développer l'es-
« pace costo-iliaque au moyen d'un coussin cy-
« lindrique bien ferme, placé en travers sur le
« lit. Une main, placée sur la paroi abdominale
« antérieure, la refoule en arrière et agit immé-
« diatement sur le rein, tandis que les doigts de
« l'autre main explorent la région lombaire. Il
« faut appuyer surtout vers l'angle de rencontre
« de la douzième côte et de la masse sacro-lom-

« baire, immédiatement en dehors du Grand
« Dorsal. C'est là qu'il y a le moins de tissus in-
« terposés entre le bout des doigts et la face pos-
« térieure du rein ; c'est aussi le point qui, en
« arrière, est le mieux en rapport de superposi-
« tion avec le bassinet.

« Les manœuvres de pression doivent être
« complétées par la *percussion*. Par elle on peut
« réveiller la douleur des parties inaccessibles
« aux doigts, telle que la zône costale : le décu-
« bitus latéro-abdominal est encore ici la position
« de choix. »

Si nous n'avons rien dit des indications fournies par le volume du rein, c'est qu'elles ne présentent aucune précision ; il a été prouvé en effet
depuis longtemps par les recherches nécropsiques
et récemment par les résultats de la chirurgie
rénale, qu'il n'existe pas de corrélation entre les
dimensions d'un rein et le volume des concretions qu'il renferme. L'opération a bien souvent
donné un démenti aux évaluations établies d'après
le volume de l'organe et il n'y a pas à compter sur
cet élément de diagnostic pour donner une idée
du volume des calculs, ni même pour fournir une
preuve certaine de leur présence.

La fréquence des crises douloureuses non suivies d'émission de graviers, la persistance, dans l'intervalle des crises, d'une douleur ou au moins d'une sensibilité anormale dans la région rénale, l'augmentation de cette sensibilité par la pression ou la percussion au niveau du bassinet, tels sont les signes de l'affection calculeuse du rein, les signes de la pierre rénale.

L'état des urines ne peut pas non plus fournir d'indices certains : il en est du bassinet comme de la vessie où une et même plusieurs pierres peuvent séjourner pendant longtemps sans que la transparence de l'urine soit altérée ; et même lorsque ce liquide devient trouble, chargé de muco-pus, l'altération peut tenir à des causes diverses. Je crois devoir attirer l'attention sur un signe que j'ai rencontré chez plusieurs malades soupçonnés de pierre rénale, et dont deux fois la néphrecto-mie a consacré la signification : c'est la douleur éveillée sous le rebord des fausses côtes, au niveau du bassinet, par la cambrure du tronc en arrière avec avancement de la jambe du côté malade. J'ai répété bien des fois l'expérience et toujours avec le même résultat. Cette douleur pro-voquée m'a été signalée pour la première fois par un des malades que je viens de rappeler ; depuis je la recherche chaque fois que je soupçonne un embarras calculeux dans le rein, et j'y attache d'autant plus d'importance qu'il m'est arrivé de la rencontrer dans des cas de gravelle simple, comme signe précurseur à la veille de coliques néphrétiques *expulsives*, et de ne plus la retrouver après la crise. Les faits me manquent pour établir d'une façon précise la signification de ce symptôme et sa relation avec le degré d'encombrement du bassinet ; il est certain que, comme toutes les douleurs, celle-là varie avec la sensibilité des sujets, mais son apparition constante dans l'attitude que je viens de décrire a une sérieuse valeur diagnostique.

Le moment n'est peut-être pas éloigné où cette question de diagnostic sera singulièrement simplifiée par l'application des rayons Rœntgen à la pathologie rénale. On ne compte déjà plus aujourd'hui les cas où la photographie à l'aide de ces rayons a permis de préciser la situation exacte de corps étrangers enfouis dans l'épaisseur des membres, ou inclus dans la cavité crânienne, et même dans des cavités plus vastes (corps étranger dans la partie thoracique de l'œsophage). Des expériences faites sur des cadavres à l'amphithéâtre de l'hôpital Necker tendent à démontrer que l'on pourra photographier également des calculs inclus dans le bassinet et même dans l'épaisseur du parenchyme rénal. Ce n'est là encore qu'une espérance, mais elle n'a rien d'excessif : ce qui a déjà été obtenu dans cette voie permet de la considérer comme réalisable.

CHAPITRE V.

Traitement et Prophylaxie.

Le traitement de la colique néphrétique ne
saurait être limité à l'exposé des moyens dirigés
contre la contracture de l'uretère et destinés à
hâter la solution naturelle de la crise, c'est-à-dire
l'arrivée du gravier dans la vessie. Il doit viser
également l'exagération de certains symptômes :
il doit encore prévoir les suites, combattre l'irritation rénale, rétablir la liberté des canaux et
canalicules momentanément barrés ; enfin il doit
être *préventif*, en facilitant l'élimination des
concrétions avant qu'elles aient eu le temps de
grossir, et en s'opposant à leur formation dans
la mesure du possible ; c'est là, pourra-t-on dire,
le traitement de la Gravelle plutôt que celui
de son accident, mais la prophylaxie ne saurait
être séparée du traitement curatif, et savoir prévenir une crise menaçante est aussi utile, sinon
plus, que de savoir la traiter une fois décla-

rée. Faciliter la descente laborieuse d'un gravier c'est bien ; en empêcher la formation ou le faire descendre avant qu'il soit assez gros pour faire souffrir est assurément mieux.

Nous divisons l'étude du traitement de la façon suivante :

A. — *Traitement de la crise* : exposé des moyens destinés à calmer la douleur et activer la descente des graviers.

B. — *Traitement des complications*.

C. — *Traitement des suites immédiates*.

D. — *Traitement préventif* : médication lithontriptique et lixiviante. — Hygiène alimentaire.

A. — Traitement de la crise.

Notre division en *petite* et *grande* crise doit être conservée dans l'exposé des moyens de traitement et c'est elle qui devra diriger le médecin pour le choix à faire parmi eux. Si l'indication capitale est la même dans les deux cas, c'est-à-dire faciliter la migration du gravier et le faire arriver jusqu'à la vessie, le choix des moyens pour y parvenir est subordonné à la présence et à l'intensité de certains symptômes. On ne peut pas, en effet, songer à faire une chasse de liquide derrière le gravier enclavé alors que l'estomac ne supporte aucune boisson, pas plus qu'on ne pourrait conseiller la promenade, ou les frictions, ou le massage à un malade menacé de syncope ou dont le côté et le ventre sont douloureux au point de ne pouvoir pas supporter le moindre contact.

Afin d'éviter les répétitions auxquelles nous obligerait l'exposé successif de la conduite à tenir en face des différentes modalités de la crise, nous allons auparavant dégager les indications thérapeutiques, exposer les moyens que nous possédons pour les remplir et en discuter la valeur.

L'indication capitale, curative, c'est de faciliter la descente du gravier : en elle se résument toutes les indications secondaires, symptomatiques, créées par la douleur, par les vomissements, par l'excitation nerveuse. La chute du gravier dans la vessie fait cesser, en effet, tous ces symptômes qui sont souvent à la fois effet et cause, et entretiennent le processus pathologique qui les a fait naître.

L'arrivée du gravier dans la vessie, c'est la de la crise ; on peut hâter cette arrivée par ordres de moyens qui se complètent et peuvent être employés simultanément : les uns tendent à pousser le gravier de haut en bas ; les autres font la voie devant lui.

1° La *propulsion* vers la vessie sera réalisée soit en créant une *vis à tergo* par l'augmentation de la masse d'urine, soit en exerçant des pressions directes (?).

a) Boissons. — L'idée d'entraîner les concrétions vers la vessie et de venir à bout du barrage en augmentant la masse de l'urine, n'est réalisable qu'à la faveur de la tolérance gastrique : même dans ces limites elle est discutable et on est allé jusqu'à la proscrire à priori en alléguant le double risque d'exagérer la tension intra-rénale et de provoquer la déchirure de l'uretère. Ces craintes sont fondées dans une certaine mesure : il faut en tenir compte et se régler pour la prescription des boissons sur l'intensité de la douleur et sur l'état de la sécrétion urinaire ; en tout cas, quelle que soit la tolérance de l'estomac, il ne faut faire boire le patient que par doses espacées, et lui interdire les libations abondantes et coup sur coup. C'est d'ailleurs seulement dans des formes légères de la colique néphrétique qu'on peut avoir à réglementer la boisson ; le plus souvent la question est tranchée dans le sens de l'abstention par l'apparition de l'état nauséeux, presque inséparable des douleurs violentes.

La nature du liquide, de même que sa température, ne sont pas chose indifférente ; toutes les tisanes diurétiques ont été recommandées — Chiendent, Reine des prés, Uva ursi, etc. Certaines substances ont été dotées à cette occasion d'une vertu expulsive qui n'est pas démontrée, la fève de marais, par exemple, et aussi les stigmates de maïs. D'autres ont été recommandées comme étant à la fois diurétiques, expulsives et lithontriptiques, telles les infusions d'Alkekenge et d'Arenaria rubra.

Ces décoctions doivent être prises froides ou chaudes, jamais tièdes, pour ne pas provoquer de nausées : je conseille de les employer aussi chaudes que possible.

Viennent enfin les Eaux minérales consacrées pour le traitement de la gravelle : Contrexéville, Vittel, Evian. Ces eaux conservent suffisamment de leur activité pour pouvoir aider au désencombrement du rein, même loin de la source, et il est très rare que l'estomac ne les supporte pas. Leur effet est considérablement aidé par l'immersion du corps dans le bain ; c'est un moyen bien connu des graveleux qui fréquentent Contrexéville, et beaucoup d'entre eux y ont recours d'eux mêmes dès qu'ils sentent dans le côté quelque avertissement de migration graveleuse. Quelques verres d'eau pris dans le bain à intervalle de 8 à 10 minutes provoquent une diurèse abondante dont l'effet s'ajoute au relâchement des tissus produit par l'immersion prolongée, et bien des coliques néphrétiques trouvent dans la combinaison de ces deux moyens une prompte solution.

Pressions directes. — L'idée d'activer la descente des graviers en agissant sur eux avec les doigts à travers les parois abdominales et celles de l'uretère paraît peu pratique, et cependant elle a été proposée sérieusement par quelques auteurs, entre autres par Roberts dont l'ouvrage « *On urinary and renal diseases* » jouit d'une grande et légitime autorité. J'avoue que je ne me représente pas bien, chez un sujet en proie à une colique néphrétique, le massage d'un cordon fibreux de la grosseur d'un tuyau de plume qu'il faut aller chercher jusque sur le muscle Psoas, à travers la masse intestinale et sans points de repère précis. Le seul plan résistant sur lequel on peut le comprimer c'est le bord du détroit supérieur, et, comme nous l'avons vu tout à l'heure, il arrive

souvent que les graviers s'arrêtent à ce niveau
où l'uretère forme un coude : mais la pression
sur ce gravier entravé sera-t-elle supportée par
le patient ? Et surtout serait-elle exempte de dangers ? Ne risquerait-elle pas de blesser l'uretère,
d'en déchirer la paroi ? Ce massage uretéral visant à exprimer entre les doigts le gravier enclavé
me paraît irréalisable dans le plus grand nombre
des cas ; et dans ceux où on pourrait le pratiquer
il ne me dit rien qui vaille : je ne m'y arrêterai
pas plus longtemps.

2° *Préparation de la voie.* — *Faire la voie
devant le gravier* revient à faire cesser la contracture de l'uretère qui est cause de l'arrêt dans
la descente et parfois même de l'enclavement.
Née de l'irritation des filets nerveux cette contracture s'entretient d'elle-même et tend à s'exagérer
en rendant les frottements plus intimes et plus
offensants : si le gravier s'enclave, s'il se fixe en
fichant ses pointes dans la muqueuse, il n'y a plus
à attendre de détente que de l'épuisement naturel de la contractilité. Ce résultat finit toujours
par se produire, mais au bout de combien de
temps ? En tout cas on ne doit pas l'attendre des
simples efforts de la nature et tout celui de la thérapeutique doit viser à modérer l'irritabilité des

nerfs de l'uretère, à provoquer le relâchement de
ses fibres contracturées. On peut y aider par différents moyens d'inégale efficacité, mais tous uti-
lisables, tant les modalités de la crise sont nombreuses.

a) Les révulsifs.

b) La chaleur.

c) Le bain prolongé.

d) Les topiques émollients et calmants.

e) L'usage interne des narcotiques : voies gastriques, rectale, pulmonaire, hypodermique.

a) Révulsifs. — C'est une pratique banale que
celle de l'emploi des révulsifs pour combattre les
douleurs lombaires, douleurs de tout genre et de
toute origine, superficielles ou profondes, spontanées ou suite de traumatisme. Il n'est donc pas
étonnant que les douleurs de la colique néphrétique aient été attaquées par la série des révulsifs,
depuis le sinapisme jusqu'aux ventouses scari-
fiées. Le moyen n'est pas à dédaigner et on a
probablement arrêté grâce à lui bien des crises,
mais c'est un moyen de la première heure, alors
que la douleur est encore sourde, sans irradiations violentes et que l'agitation nerveuse n'existe
pas.

Ventouses sèches, cataplasmes sinapisés, sina-

pismes, frictions avec les divers liminents rubé-
fiants, repassage de la région douloureuse à travers une compresse térébenthinée, compresse
imbibée de chloroforme et recouverte de taffetas
gommé, tout cela a été essayé, tout cela a réussi,
tout cela a échoué, et il n'est pas possible d'émet-
tre un avis motivé sur l'efficacité absolue ou relative de ces agents de soulagement. En tout cas,
on les a sous la main, du moins la plupart d'entre
eux; ils sont inoffensifs, ils contentent le malade
quand ils ne le guérissent pas ; ils calment son
impatience et ils font gagner du temps.

Parmi ces « petits moyens » il en est un que
j'apprécie beaucoup ; ce sont les ventouses scari-
fiées. Je les considère comme un agent prompt et
sûr de soulagement ; malheureusement elles
effrayent par leur nom et par l'effusion de sang
qu'elles entraînent. Dans les quelques cas où les
patients m'ont laissé faire eux et moi n'ont eu
qu'à s'en féliciter.

b) Chaleur. — Les applications chaudes, de
quelque nature qu'elles soient, agissent en partie
par révulsion, mais on ne saurait cependant les
confondre avec les agents du paragraphe précédent. Je ne partage pas sur ce point l'avis de Se-
nac, qui explique le soulagement qu'accusent les

malades par la substitution d'une douleur à une autre ; « elles provoqueraient une douleur super-« ficielle qui prend la place de la douleur profon-« de et la modifie ». Il faut croire que notre confrère n'avait jamais rien eu à demander pour lui-même à cet agent thérapeutique, que pour ma part je prise très fort et dont j'ai trop souvent bénéficié personnellement pour y voir un simple agent de substitution.

Dans le cas particulier j'ai toujours vu la chaleur amener du soulagement. Quant à l'arrêt de la crise c'est autre chose, et je crois qu'on l'obtiendra difficilement de ce seul moyen ; mais il y aura toujours avantage à le combiner avec d'autres plus puissants.

Restent à choisir les modes d'application. Il faut qu'ils soient supportables, qu'ils ne gênent pas par leur poids, qu'ils ne condamnent pas le patient à l'immobilité, qu'ils ne le fassent pas macérer dans une humidité gluante, qu'ils ne répandent pas une odeur désagréable. Si le vulgaire cataplasme de farine de lin échoue souvent, c'est d'abord à cause de son poids ; ensuite, c'est parce que dans les mouvements que fait le malade il se déplace, fait des plis, se met en paquet, se répand dans le lit qu'il souille, ou s'étale là où il n'a rien à faire. Au cataplasme humide, à la bouillie de farine de lin ou de fécule, je préfère de beaucoup les sachets de balle d'avoine chauffée au four, ou plus simplement le *cataplasme d'ouate* composé de plusieurs épaisseurs d'ouate superposées, chauffées à un feu vif, puis appliquées sur la région douloureuse, recouvertes d'une toile caoutchoutée, et fixées par une serviette en ceinture. La chaleur se conserve, la peau n'est pas salie et la compression élastique s'ajoute à l'action de la chaleur.

Les sachets de sable sont de peu de ressource à cause de leur poids et de la dureté de leur contact.

Les poches de caoutchouc remplies d'eau chaude peuvent rendre des services, mais elles pèsent de tout leur poids sur la région douloureuse, elles ne sont pas supportées longtemps ; et après l'accident dont j'ai été témoin une fois — rupture d'une poche placée sous les reins — je suis peu porté à recommander ce mode d'application de la chaleur.

Comment agissent les applications chaudes ? — Le soulagement qu'elles procurent est incontestable : les douleurs sont diminuées, deviennent sourdes, de lancinantes qu'elles étaient ; le malade a la sensation d'une détente intérieure et j'en ai entendu plusieurs me dire qu'ils sentaient descendre ce qui les gênait (*sic*). Quelque réserve qu'il y ait lieu de faire vis-à-vis de ces sensations il est certain que la colique néphrétique est presque toujours abrégée et atténuée par les applications chaudes faites dès le début. Elles agissent sur la contracture de l'uretère pour la diminuer ; la crampe des fibres lisses de ce conduit cède tout comme celle des fibres striées ; les unes et les autres se détendent sous l'action de la chaleur, laquelle se manifeste d'abord sur les muscles de la paroi abdominale qui sont toujours plus ou moins contracturés par action réflexe. Si on y ajoute l'action bienfaisante du réchauffement général dans une affection qui s'accompagne souvent de frisson et de refroidissement, il me semble que l'emploi de la chaleur sur la région douloureuse et autour du corps est suffisamment motivé.

c) *Bains.* — La balnéation chaude prolongée est un excellent moyen de soulagement et même de guérison. On voit journellement ici des émissions de graviers, même très gros, se faire dans le bain avec une grande facilité, en dehors des crises, et il n'est pas douteux que l'immersion du corps ne seconde la diurèse produite par l'eau minérale et ne facilite l'entraînement des concrétions par le courant ; aussi suis-je très partisan du bain pris de 20 à 30 minutes après le dernier verre d'eau.

Considérable est le nombre des crises néphrétiques conduites presque sans douleur vers leur solution naturelle par le bain prolongé, mais il ne faut pas voir en lui, dans le cas de *forte* colique, un agent d'effet rapide et sûr, comparable à l'injection de morphine. L'effet peut être curatif dans des crises d'intensité moyenne et se produire même rapidement, mais vis à vis d'une colique forte avec douleurs aiguës incessantes, vomissements, agitation, etc., le bain n'a qu'une action limitée, et il est même bien rare qu'on puisse y maintenir les malades assez longtemps pour que l'effet calmant puisse se faire sentir.

C'est le *Bain entier* qu'il faut prescrire de préférence ; mais son emploi se heurte à des difficultés pratiques qui obligent souvent à se contenter du *Bain de siège* dont l'efficacité est bien moindre et dans lequel les malades ne se trouvent pas à l'aise.

La température du bain ne doit pas être inférieure à 34 degrés, varier entre 34 et 36 et être entretenue soigneusement. Quand rien ne contreindique une température plus élevée on peut aller avantageusement jusqu'à 38° et même 40°, mais il ne faut y arriver que progressivement, pour un temps court, et exercer une grande surveillance : un néphrétique au bain ne doit d'ailleurs jamais être perdu de vue.

On a naturellement eu l'idée de communiquer à l'eau du bain des vertus calmantes, antispasmodiques, en y mélangeant de fortes infusions de tilleul, de morelle, de jusquiame : le moyen n'est pas à dédaigner.

d) Topiques émollients et narcotiques. — Les fomentations n'agissent guère que par la chaleur humide qu'elles entretiennent sur la région douloureuse : la pénétration à travers la peau des principes analgésiants contenus dans ces décoctions est à peu près négligeable et je ne conseille pas d'insister sur ce moyen ; on y perdrait son temps. En tout cas, si on est amené à l'employer on devra recouvrir les compresses d'un tissu imperméable, destiné à les maintenir chaudes et humides et à dispenser de les renouveler trop souvent. —

Les applications calmantes, sous forme de pommade et de liniments, ne sont guère plus efficaces : les formules en sont innombrables et remplissent les formulaires. Tous ces *topiques* sont

à base d'huile, de vaseline, d'axonge ou de lanoline, auxquelles on incorpore du laudanum, du
chloroforme, de la morphine, de la cocaïne, des
extraits divers. Si forte qu'en soit la dose, la pénétration de ces médicaments ne peut être obte-
nue qu'à la faveur de frictions que les malades
supportent difficilement; l'effet n'en est jamais
que très faible et très lent à se produire, et dans
ma pratique j'y aurais renoncé si on n'avait pas
la main souvent forcée par la foi non fondée des
malades. Il y a cependant des réserves à faire et
je ne voudrais pas proscrire en masse tous les
topiques. Le cataplasme fortement laudanisé n'est
pas sans action; il agit plus vite et mieux que le
cataplasme simple. Il est toujours bon d'associer
la chaleur à l'action du médicament; l'absorption
de ce dernier en est beaucoup facilitée par l'ouverture des pores de la peau et l'activité plus
grande de la circulation.

Pour la fabrication des topiques, je conseille
de préférence la Lanoline qui pénètre facilement,
à la faveur d'onctions très douces; et je recommande de faire suivre l'onction de l'application
d'un cataplasme d'ouate chaude.

e) Emploi interne des narcotiques. — 1º
Voie buccale. Les vomissements ou tout au

moins l'état nauséeux s'opposent, dans la plupart des cas, à l'administration des calmants par cette voie ; les potions sont donc de faible ressource, même quand on parvient à en faire tolérer quelques cuillerées à l'aide d'eau gazeuse ou de glace. L'opium, sous ses différentes formes, la belladone, la jusquiame, le chloroforme, le chloral en constituent la partie active et je ne juge pas utile de donner ici des formules que tout praticien établira facilement selon les circonstances.

Lorsqu'aucun liquide n'est supporté, on peut essayer les *poudres* sous un tout petit volume ; une formule dont je me suis souvent bien trouvé est la suivante :

> Chlorhydrate de morphine 0 g. 01
> Poudre de Belladone 0 g. 05
> pour une dose,

à renouveler de demi-heure en demi-heure jusqu'à soulagement, sans aller au-delà de 4 (chez un adulte). Ces poudres peuvent être simplement versées sur la langue et leur déglutition facilitée par un peu d'eau gazeuse.

Même en tenant compte des exagérations de la mode qui tend à multiplier les applications de tout médicament nouveau l'*Antipyrine* paraît être en droit de conserver une place honorable

dans le traitement des états douloureux du rein ;
ce médicament s'est montré réellement efficace
contre la néphralgie sourde, continue, liée à l'en-
sablement de cet organe, et on a été naturellement amené à le conseiller contre la colique néphrétique. Mais là il n'a pas donné ce qu'on en
attendait, à cause de la difficulté de le faire supporter par l'estomac. On verra plus loin que,
combinée à d'autres médicaments et administrée
par la voie rectale, l'antipyrine se montre, au
contraire, suffisamment active.

Un ancien médecin de Contrexéville, le docteur
Baud, a vivement recommandé un sel qui n'est
plus employé aujourd'hui, le *Zynco-Cyanure de
potassium*. Je n'ai pas l'expérience de ce médicament que notre distingué confrère qualifiait
d'héroïque, mais en songeant aux maigres résultats que m'ont donnés le cyanure et le valéria-
nate de zinc, je reste sur la réserve.

Voici l'appréciation du Dr Baud : elle pourra
provoquer de nouveaux essais : « j'ai trouvé dans
« le zynco-cyanure de potassium un précieux
« agent de sédation ; administré en pilules, qui
« contiennent de ce sel un centigramme chacune,
« et qui sont prescrites une par quart d'heure,
« il fait presque toujours tomber dès la seconde

« ou au plus tard dès la troisième pilule tous les
« symptômes de la crise, quelque douloureuse et
« violente qu'elle soit (1). »

2° *Voie rectale*. — Lorsque l'estomac ne tolère
ni potions, ni poudres, ni pilules, la voie rectale
offre aux médicaments un accès au moins aussi
direct vers le théâtre de la douleur, et l'absorption
s'y fait plus rapidement.

Les *suppositoires* ne m'ont pas paru être d'un
grand secours ; d'abord ils répugnent souvent davantage que le lavement, puis ils sont difficilement gardés à cause du tenesme ; enfin leur préparation demande un certain temps. Cette
insuffisance d'effet contraste avec ce qui se passe
pour la colique hépatique, dans le traitement de
laquelle les médecins de Vichy ont dit obtenir
avec le suppositoire des effets complets et rapides.
Sénac l'a recommandé tout spécialement ; ses formules peuvent aussi bien convenir pour la colique
néphrétique.

    Extrait de Belladone   }
    Extrait d'Opium   } â â 0 gr. 02
  Beurre de Cacao . . . . 6 gr.

Autre formule :

(1) Baud. — *Etudes sur Contrexéville*, Paris, 1875.

    Extrait d'opium . . . . 0 gr. 02
    Poudre de Castoreum . . . . . . 2 gr.
    Beurre de Cacao. . . . . 4 gr.

Jusqu'à douze centigrammes de Belladone, pourraient être supportés sans inconvénients en quelques heures.

Je reconnais que lorsque j'ai pu faire accepter et garder les suppositoires fortement opiacés et belladonés j'en ai obtenu de bons effets ; et si je suis peu porté à recommander cette médication c'est à cause des difficultés de son emploi plutôt que par crainte d'une action insuffisante.

Le *lavement* me paraît préférable : lavement simple, miellé ou glycériné pour nettoyer l'intestin, puis petit lavement médicamenteux ; le plus simple est le lavement laudanisé qu'on fabrique extemporanément avec un peu d'eau tiède et 10 à 20 gouttes de laudanum, ou davantage, selon l'habitude que le malade peut avoir des préparations opiacées.

Je me suis souvent bien trouvé de l'emploi du chloral associé à l'antipyrine dans la formule suivante :

    Hydrate de Choral. . . . . 2 à 4 gr.
    Antipyrine. . . . . 2 à 3 gr.
    Jaune d'œuf 1
    Lait. . . . . 120 gr.

L'effet a été chaque fois rapide et complet ; au bout de dix à quinze minutes les douleurs se calmaient et le malade tombait dans un profond sommeil d'où il sortait au bout de quelques heures ne souffrant plus et n'éprouvant pas l'état nauséeux et les vertiges qui suivent trop souvent le réveil de la morphine.

3° *Voie pulmonaire.* — La voie pulmonaire est utilisable dans les cas où les symptômes nerveux ont pris un développement exagéré, où l'agitation poussée à un degré extrême devient par elle-même un danger et fait craindre par exemple un avortement. Il faut aller vite et l'injection de morphine, qui peut d'ailleurs être contre-indiquée d'autre part, ne donnerait pas des garanties suffisantes comme rapidité d'action. Les inhalations de chloroforme trouvent là leur application ; cet anesthésique administré avec modération (chloroforme à la Reine) vient assez vite à bout de l'excitation nerveuse et peut même être curatif vis-à-vis de la crise en facilitant son issue naturelle pendant le sommeil.

Les inhalations d'éther agissent moins rapidement.

Pour les unes comme pour les autres, il faut agir avec prudence, s'assurer de l'état des poumons et du cœur et se conformer aux règles de l'anesthésie obstétricale.

4º *Voie hypodermique*. — C'est assurément la meilleure comme sûreté et rapidité d'effet. L'administration hypodermique de la morphine, qui ne date que d'une trentaine d'années a rencontré à ses débuts bien des défiances et fait naître bien des objections basées les unes sur ses dangers, les autres sur son impuissance ou son action contrariante vis-à-vis du processus expulsif qui constitue les coliques néphrétiques et hépatiques. Aujourd'hui la question de danger subsiste, mais bien moindre qu'on ne l'avait dit. Chez un malade qu'on voit pour la première fois, dont on ne connaît pas la susceptibilité vis-à-vis de l'opium, il faut agir avec prudence, ne pas dépasser la dose de 5 milligrammes dans une première injection, sauf à la renouveler au bout d'une demi-heure.

Je me rappelerai toujours une circonstance où je me suis bien trouvé d'exagérer même cette mesure de prudence : il s'agissait d'une dame créole, que son médecin en me l'adressant me signalait comme « exceptionnellement sensible à l'action des médicaments ». Cette dame fut prise au cours de sa cure d'une violente colique hépatique contre laquelle je dus me décider, après l'échec des moyens ordinaires, à employer la morphine par la voie sous-cutanée. Une injection de un quart de centigramme amena au bout de cinq minutes un sommeil d'apparence comateuse qui dura huit heures et ne fut pas sans m'inquiéter sérieusement.

L'injection de morphine a encore contre elle le mauvais souvenir qu'elle laisse par suite du malaise qui lui succède trop souvent et que j'ai vu durer jusqu'à 24 heures. Certains malades ne veulent plus en courir le risque et aiment mieux supporter les douleurs affreuses de la colique que d'être comme ils disent, *piqués à la morphine*. Le pire c'est que dans ces cas d'effet prolongé sous forme de malaise, l'action stupéfiante sur la douleur est presque toujours incomplète.

Outre le reproche d'être parfois dangereuse, parfois impuissante, de provoquer un état nauséeux et de laisser à sa suite du malaise, l'injection de morphine s'est vue contester son action curative vis-à-vis de la colique. On a même prétendu que loin de la calmer elle la prolongeait plutôt en supprimant les contractions musculaires qui doivent faire cheminer le gravier. D'après cette théorie on ne calmerait un accès que pour en favoriser un second. Je ne m'arrêterai pas à réfuter une opinion qui va absolument à l'encontre de la réalité et qui n'est plus guère soutenue aujourd'hui ; si la présence du gravier déterminait dans la tunique musculeuse de l'uretère des contractions régulières, une sorte de mouvement péristaltique destiné nécessairement à l'amener peu à peu au dehors, il est certain qu'il faudrait ne rien faire qui pût le contrarier ; mais trop souvent c'est tout le contraire qui arrive, et les fortes contractions douloureuses provoquées par le corps étranger tendent plutôt à le fixer : dans ces conditions plus il trouvera l'uretère inerte devant lui, plus il descendra facilement sous l'action de la pesanteur et de la poussée de l'urine accumulée derrière lui.

Aujourd'hui l'opposition à l'emploi de la morphine n'existe plus guère, ou du moins elle n'est plus faite par les médecins, mais on rencontre encore des malades qui ne veulent à aucun prix de ce moyen de soulagement, soit par prévention soit sous la pression d'un fâcheux souvenir.

L'injection sous-cutanée de morphine n'en occupe pas moins la première place dans le traitement de la colique néphrétique, comme sûreté d'effet et comme rapidité d'action ; la cessation de la douleur suit de si près l'emploi du moyen qu'il ne peut y avoir de doute sur son efficacité et, dans la grande majorité des cas, l'effet cherché est obtenu sans suites désagréables.

C'est un agent merveilleux, mais il ne s'en suit pas qu'on doive l'employer d'une façon banale et hâtive.

J'estime, et j'appuierai tout à l'heure sur ce point, que, lorsque la colique paraît s'acheminer avec des douleurs supportables vers sa solution naturelle, ce processus, presque physiologique, de la descente du gravier doit être respecté. Les contractions de l'uretère jouent dans ce cas là un rôle salutaire ; en les contrariant par l'action paralysante de la morphine on risque d'interrompre ou de ralentir une crise qui allait se terminer d'elle-même. On doit réserver l'injection de morphine pour les cas dans lesquels la crise se prolonge en s'aggravant, alors qu'il existe des douleurs aiguës, incessantes et que l'agitation se prononce.

L'existence d'états pathologiques antérieurs, susceptibles de s'aggraver par la prolongation des douleurs est encore une indication qu'il ne faut pas négliger ; de même la crainte d'un avortement.

Doses. — La dose initiale ne devra jamais dépasser un centigramme et même un demi-centig.
chez un sujet dont on ne connaît pas la sensibilité
à la morphine. Quand le calme tarde à se produire
ou n'est pas durable, une seconde injection de dix
à quinze milligrammes, au bout d'une demi-heure,
donne habituellement le résultat cherché. Chez
les sujets qu'on sait peu sensibles à l'action du
médicament, on peut commencer par une injection de deux centig ; en tout cas il ne faut pas
insister sur le moyen quand le soulagement ne
vient pas, et trois injections de un à deux centig.
convenablement espacées sont un maximum
qu'on ne saurait dépasser sans courir le risque
d'un empoisonnement par accumulation. Ces
doses s'appliquent, bien entendu, à l'âge adulte ;
les coliques néphrétiques sont d'ailleurs très rares
chez l'enfant, et on sait avec quelle prudence l'o-
pium doit être manié dans les maladies de cet âge.

La formule ci-dessous est très pratique en ce
sens qu'elle assure la conservation de la solution
et que, par la présence de l'atropine, elle prévient
l'effet nauséeux.

Chlorydrate de morphine   0 g. 20
Sulfate neutre d'atropine   0 g. 005
Eau de laurier-cerise.... 20 g. 00

Une seringue de Pravaz, c'est-à-dire un centimètre cube de cette solution contient un centigr. de morphine et un quart de milligr. d'atropine; une demi-seringue représente la dose initiale a employer chez tout malade dont on ne connaît pas l'impressionabilité.

La méthode sous-cutanée a été employée avec d'autres substances, mais sans résultats comparables; l'antipyrine, par exemple, a été vantée tout particulièrement à la dose de 0 g. 25 à 0 g. 50; ces injections soulagent un moment, mais elles ne font pas cesser la crise et elles sont douloureuses. Je les ai employées et ce que j'en ai obtenu me les fait considérer comme un moyen à tenir en réserve pour les cas où la morphine est contre-indiquée par la répugnance du malade ou par quelque autre circonstance.

J'ai essayé, mais une fois seulement, la cocaïne associée à l'antipyrine (0 gr. 05 de l'une et 0 g. 25 de l'autre); il s'agissait de violentes crises accompagnées de vomissements qui avaient résisté à l'antipyrine seule (la morphine était contre-indiquée par des échecs antérieurs). L'association des deux substances fit cesser les douleurs et les vomissements en moins d'un quart d'heure, et le calme se prolongea pendant deux heures, au bout desquelles il y eut un nouvel accès; une seconde injection de même force en eut vite raison et cette fois d'une façon définitive. Je n'ai pas eu l'occasion de renouveler cet essai qui date de deux ans, mais je suis décidé à saisir la première qui se présentera, car je crois que le moyen est suceptible de donner de bons résultats tout en ne présentant aucun danger dans les limites des doses ci-dessus.

J'ai lu quelque part que le chloroforme avait été employé en injections avec un très bon résultat. C'est possible, mais je pense que la diversion causée par la douleur peut bien y avoir été pour quelque chose, et je doute que ce moyen thérapeutique soit appelé à se répandre, car il est très douloureux.

B. — Traitement des complications.

L'exagération de certains symptômes peut être poussée au point de constituer des complications justiciables d'une thérapeutique spéciale et surtout urgente. Il en est ainsi des *vomissements,* de la *douleur* de *l'excitation nerveuse* ou au contraire de la *dépression.*

Vomissements. — Leur répétition est une cause de fatigue, d'épuisement, en même temps que d'irritation pour l'estomac, et on peut se demander si dans les quelques cas de mort survenue au cours de la crise, cette terminaison n'a pas été favorisée par l'épuisement nerveux et le collapsus consécutif à ces évacuations incoërcibles allant jusqu'au sang. Sans aller jusqu'à ces conséquences extrêmes, l'exagération des vomissements peut devenir une source d'accidents graves dans le cas de grossesse ou de hernie difficile à contenir, et l'indication de les modérer prend alors un caractère d'urgence. On essayera pour cela les Révulsifs sur le creux épigastrique, l'ingestion de petits morceaux de glace, des injections sous-cutanées d'eau très froide au niveau de l'épigastre, l'introduction dans les fosses nasales de boulettes d'ouate trempées dans une solution de cocaïne à 4 pour cent.

Douleur. — L'exagération de ce symptôme peut devenir une source d'indications pressantes : on a vu, en effet, des syncopes se produire sous cette influence, et, chez des sujets dont la nervosité est développée, il y a lieu de redouter l'action réflexe exercée par les plexus abdominaux sur les noyaux médullaires et bulbaires.

A l'excitation du début on peut voir succéder, si la situation se prolonge, une prostration plus inquiétante encore, véritable *shock* nerveux avec ralentissement de la circulation et des mouvements respiratoires.

Contre l'agitation excessive résistant aux injections de morphine on emploiera, selon le cas, les inhalations de chloroforme, les lavements de chloral ; on combinera au besoin l'action de la morphine et celle du chloroforme en faisant précéder les inhalations par une injection sous-cutanée.

Contre le shock nerveux avec refroidissement et troubles respiratoires on aura recours aux injections d'éther et de caféine, on multipliera les applications chaudes, les excitants cutanés, on s'ingéniera pour faire absorber et conserver quelques excitants diffusibles : alcool, liqueur ammoniacale anisée, éther, etc.

Anurie. — Les complications précédentes ne consistaient que dans l'exagération de certains symptômes qu'on rencontre plus ou moins développés, mais qu'on rencontre toujours, au cours d'une colique néphrétique. La suivante est un accident grave, heureusement très rare, dont on vient difficilement à bout par des moyens médicaux et qui marque alors la terminaison de la crise en même temps que le début d'un empoisonnement du sang par rétention des principes excrémentitiels de l'urine.

Lorsqu'au cours d'une colique néphrétique on voit les douleurs cesser, l'urine se supprimer complétement et d'une façon durable, la vacuité de la vessie étant constatée par la sonde, on ne doit pas s'arrêter à l'idée d'un arrêt momentané de la sécrétion dans le rein du côté opposé à la colique sous l'influence d'un réflexe parti du rein affecté. On n'a le choix qu'entre les trois hypothèses suivantes :

1º L'absence congénitale du rein du côté opposé.

2º Sa suppression fonctionnelle par suite d'une grave altération de tissu.

3º L'obstruction simultanée des deux uretères.

Or, l'absence congétinale de l'un des reins et l'obstruction simultanée des deux uretères sont, comme je l'ai dit plus haut, des curiosités anatomiques ou pathologiqnes (1), et de pareils cas

(1) J'ai soigné l'été dernier à Contrexéville un opéré du docteur Duret de Lille. Ce malade, médecin dans le Pas-de-Calais, avait été néphrotomisé in extremis en pleine attaque

représentent l'exception dans l'exception, tandis que la suppression fonctionnelle de l'un des reins a été constatée plusieurs fois à l'autopsie après des néphrotomies impuissantes.

Ce mode de terminaison de la colique néphrétique est heureusement très rare, ou du moins il est rare que l'anurie complète et persistante s'observe comme terminaison d'une colique néphrétique confirmée. Le calcul destiné à s'arrêter dans l'uretère s'arrête presque toujours très haut, peu après son engagement, et l'anurie par obstruction est généralement précédée d'un appareil douloureux, court et peu marqué. En d'autres termes les coliques néphrétiques destinées à se terminer par enclavement durable du gravier sont de durée très courte et souvent à peine dessinées.

Quoi qu'il en soit, du moment où l'arrêt complet de la sécrétion urinaire est constaté il faut songer à la nécessité dans laquelle on peut se trou-

d'urémie, après 8 jours d'une anurie complète qui avait débuté par une colique néphrétique.

Les circonstances de l'opération firent penser à M. Duret qu'il existait un seul rein situé au-devant du Rachis : l'organe ouvert, ne contenait que du sable à grains volumineux mais en très grande quantité, et pendant toute la durée des suites opératoires qui furent étroitement surveillées, il ne fut pas rendu de graviers. Ni avant, ni depuis, ce malade n'en a rendu et sa lithiase ne paraît pas avoir dépassé la période sablonneuse.

ver à bref délai de lever l'obstacle par une opération : « En matière d'anurie, dit Legueu (1), un « des chirurgiens qui ont le plus fait pour fixer « la thérapeutique de cette complication, il n'y a « pas place pour le réflexe ; en aucune façon on « ne sera autorisé à croire, en présence d'une anu- « rie, que le calcul qui s'engage et s'arrête dans « un uretère détermine un réflexe d'inhibition « sur l'autre rein.

« Quand on sera bien pénétré de cette idée que « la suppression des urines est due à l'oblitéra- « tion du seul rein fonctionnant, que la suppres- « sion de l'autre rein n'est pas consécutive mais « préexistante et qu'elle ne tient aucunement à « un réflexe paralysant, on comprendra mieux « encore tout le danger de la situation ; on ne « perdra plus son temps à provoquer inutilement « la cessation de ce réflexe et on se décidera de bonne heure à opérer ou à faire opérer. »

Quelle sera cette opération ? Mais d'abord quel est le siège de l'obstacle ? La détermination clinique en est à peu près impossible ; il faut s'en rapporter à l'expérience que donne l'étude anatomique des observations ; or l'expérience démontre

---

(1) *L'anurie calculeuse* par F. Legueu. — *Annales des maladies des organes gén. urinaires.* 1895.

que presque toujours le calcul siège à la partie supérieure de l'uretère, qu'il est soit enclavé dans l'orifice supérieur de ce conduit, soit arrêté à quelques centimètres au-dessous.

Dans ces conditions l'uretérotomie n'est pas justifiée ; on doit se comporter comme si l'obstacle siégeait à la partie supérieure de l'uretère, ce qui est la règle, et découvrir le rein. C'est la néphrotomie qu'il faut faire. Lorsque le siège de l'obstacle est inconnu, cette opération est seule rationnelle, et lorsque le siège est connu elle est encore préférable à l'uretérotomie et à la pyélotomie. Elle permet l'extraction des calculs qui existent dans le rein, et en facilitant le cathétérisme rétrograde de l'uretère, elle conduit à la recherche du gravier uretéral qu'elle permettra d'enlever.

Si le calcul n'est pas trouvé le rein sera laissé ouvert et on aura au moins fait le nécessaire en créant une fistule lombaire.

C. — Traitement des suites.

Il ne s'agit ici que des suites immédiates, c'est-à-dire de l'irritation rénale qui se traduit par une albuminurie passagère, de l'encombrement des canalicules par les déchets épithéliaux, les globules sanguins et la poussière sédimenteuse.

Le rein qui vient de subir l'assaut d'une colique néphrétique est un organe fatigué auquel il faut assurer du repos, et ce serait une faute de vouloir le débarrasser par une brusque et large irrigation de ce qui peut encore l'encombrer.

L'indication de ce lavage existe, mais il doit être fait avec modération ; les tisanes diurétiques, surtout le lait et les eaux minérales, y pourvoiront.

L'albuminurie sera surveillée et jusqu'à sa disparition, qui ne se fait généralement pas attendre au-delà de trois ou quatre jours, on conseillera l'usage du lait aux repas.

Quant à la Glucosurie qui s'observe quelquefois, elle n'est jamais assez importante pour motiver une médication anti-diabètique ; le lavage du rein s'adresse à elle comme à l'albuminurie en faisant disparaître les causes d'irritation, et il suffira de modifier un peu le régime pendant quelques jours dans le sens de l'abstention du sucre et des féculents.

Dans tous les cas il sera bon, au lendemain d'une colique néphrétique et pendant quelques jours, de soutenir les reins et de les garantir contre toute chance de refroidissement, au moyen d'une ceinture de laine à plusieurs tours.

Le lavage des reins facilitera en outre, s'il y a lieu, la sortie des concrétions qui auraient pu s'arrêter dans la vessie.

D. — Traitement préventif.

Par traitement préventif de la colique néphrétique il faut entendre l'ensemble des moyens hygiéniques et médicamenteux destinés : à empêcher les concrétions de grossir, en les expulsant au fur à mesure de leur formation — à les détruire sur place par dissolution ou dissociation — à en empêcher la formation, grâce à une hygiène spéciale.

Il ne saurait être question pour éviter une colique néphrétique de s'opposer à l'expulsion de concrétions rénales reconnues ou même simplement soupçonnées ; il est, au contraire, à souhaiter qu'elles sortent le plus tôt possible, même au prix d'une colique, car si elles ne sont pas éliminées elles grossissent et le gravier devient pierre.

La seule prophylaxie possible de la colique néphrétique consiste :

1° à faire disparaître les concrétions : par destruction sur place ou par expulsion.

2° à en empêcher la formation ; et sur ce point elle se confond avec la prophylaxie de la gravelle. Bien que cela sorte des limites de notre sujet, nous y consacrerons quelques développements.

o) Dissolution des concrétions.— Médication lithontriptique. — Les concrétions urinaires se formant aux dépens de l'urine qui en laisse déposer les éléments, on a dû naturellement songer à modifier la réaction de ce liquide pour l'amener à lui faire reprendre par dissolution les sédiments-abandonnés. Pour réaliser cette reprise des concrétions par le milieu liquide d'où elles sont sorties, on s'est adressé aux alcalins ou aux acides, selon la nature de la gravelle ; sels de soude, de potasse, d'ammoniaque, dans la gravelle urique — acides lactique, azotique, chlorhydrique, dans la gravelle phosphatique.

Médication alcaline. — Les sels de soude ont été le plus anciennement et le plus généralement employés ; ils faisaient la base des sels *lixiviens* et des différents savons conseillés par Sydenham, Van Swieten, Cullen, Bœrhaave, etc. Aujourd'hui encore, ce sont eux qu'on emploie le plus dans le traitement des différentes manifestations de la diathèse urique.

Les sels de potasse, auxquels la cendre de scorpion, vantée par Avicenne, devait sans doute son efficacité, ont été présentés comme jouissant d'un pouvoir dissolvant bien supérieur à celui des sels de soude vis à vis des concrétions urinaires. Leur usage a été recommandé d'abord en France, vers le milieu du siècle dernier, par James Guérin, puis plus près de nous par Galtier-Boissière.

Parkes, Thompson, Roberts, en Angleterre — Beneke, en Allemagne, ont été d'ardents prôneurs de cette médication, mais leur opinion n'a pas prévalu au-delà de leurs frontières. En France on les emploie peu : à côté d'une action résolutive marquée sur les dépôts d'urate de soude, ces sels ont de nombreux inconvénients ; ils sont moins bien tolérés par les malades que les sels de soude ; ils provoquent facilement de la diarrhée et leur emploi prolongé paraît favoriser la dégénérescence de la fibre cardiaque.

C'est aux sels de soude, avons-nous dit, qu'on a recours le plus généralement. On n'emploie plus comme autrefois, le carbonate, la lessive des savonniers étendue d'eau, toutes substances dangereuses par leur causticité et difficilement supportées par l'estomac. C'est au *Bicarbonate de soude* qu'on s'adresse de préférence, en le donnant en nature ou en faisant boire les eaux minérales qui en contiennent. Disons de suite qu'on a singulièrement exagéré le pouvoir dissolvant de l'eau de Vichy qu'un des anciens inspecteurs de cette station, Petit, a représentée comme le spécifique de la gravelle urique.

Outre que le pouvoir dissolvant du sel sodique ne peut être admis que vis à vis de sédiments de formation récente et de tout petit volume, il peut y avoir des contre-indications résultant de l'état des voies urinaires dont la muqueuse s'enflamme facilement au contact d'une urine alcaline. D'un autre côté, il faut prévoir et craindre que l'usage prolongé, nécessaire pour obtenir un effet de dissolution appréciable, ne produise l'enrobement de concrétions réfractaires par des revêtements phosphatiques (1), voire même la transformation de la gravelle rouge en gravelle blanche.

Ces objections ne sont pas pour faire rejeter l'usage du bicarbonate de soude comme moyen

(1) Paul d'Egine faisait déjà observer au VIIe siècle que certains dissolvants favorisent l'accroissement des calculs quand ils sont employés à l'excès ou mal à propos.

préventif de la colique néphrétique en tant que dissolvant des dépôts uratiques, mais elles pourront, j'espère, conduire à un peu de prudence dans son emploi, en montrant, à la fois, et le peu qu'on doit attendre de son action dissolvante et les dangers d'un emploi prolongé.

D'autres sels de soude ont été conseillés et employés dans le même but : le Silicate, le Borate, le Salicylate, le Benzoate.

Le Silicate a fait à un moment un certain tapage : prôné sous le nom de préparations *dialytiques*, comme le dissolvant par excellence de l'acide urique, il n'a pas vu sa vogue se confirmer, l'estomac des graveleux se refusant à l'absorber en quantité suffisante et pendant assez longtemps. Le Borate a également des inconvénients majeurs à cause de son action irritante sur les voies digestives.

Le Salicylate de soude, assez bien supporté par l'estomac ne saurait cependant être administré indifféremment pendant longtemps, à cause de l'action spéciale de l'acide salicylique sur les reins : c'est un médicament actif, dont l'action éclaircissante sur les urines sédimenteuses est considérable, mais qui ne saurait faire la base d'une médication prolongée.

Le Benzoate est une excellente préparation, d'un usage très répandu à juste titre : ce sel paraît agir par son acide autant que par sa base ; sous l'influence de l'acide benzoïque l'acide urique se transformerait en acide hippurique, plus soluble, et l'urate de soude passerait dans les urines à l'état d'hippurate. Cette combinaison chimique ne s'effectuerait pas seulement dans les canalicules du rein, sur l'acide urique des sédiments abandonnés par l'urine ; elle se ferait aussi dans le sang qu'elle débarrasserait ainsi de son excès d'acide urique. C'est à ce titre que le Benzoate de soude figurera encore dans le paragraphe suivant, consacré aux moyens d'empêcher l'abandon des sédiments par l'urine et la formation des concrétions.

Les alcalins dont il a été question jusqu'ici n'ont qu'une action dissolvante indirecte ; c'est en alcalinisant l'urine qu'ils permettent à ce liquide de reprendre l'acide urique précipité, mais il est d'autres substances auxquelles on a accordé un pouvoir dissolvant direct vis à vis de l'acide urique et de ses combinaisons : tels sont les *Sels de lithine* étudiés d'abord à ce point de vue par Lepowitz et par Ure, puis expérimentés et chaudement recommandés par Garrod, à la suite d'une

longue expérimentation *in vitro* et sur le malade. Voici l'expérience la plus connue parmi celles
qui ont dicté au médecin anglais son appréciation
si favorable du pouvoir dissolvant de la Lithine.
« Des solutions de sels de lithine, de potasse et
« de soude étant préparées avec 0 gr.06 de chaque
« sel et 30 grammes d'eau, on place dans ces so-
« lutions de petits fragments de cartilage infiltré
« d'urate de soude et on les y laisse pendant 48
« heures. Au bout de ce temps, le cartilage sou-
« mis à l'action de la solution de lithine était
« complètement débarrassé de ses incrustations
« uratiques ; celui qu'on avait placé dans la
« solution de potasse présentait beaucoup moins
« d'urate de soude, mais celui qui avait été mis
« au contact de la solution de carbonate de soude
« n'avait éprouvé aucun changement. On est donc
« en droit de dire que le carbonate de lithine, in-
« troduit dans l'organisme et arrivé au contact
« de l'urate de soude qui infiltre les cartilages
« goutteux, transforme ce sel en urate de lithine
« plus soluble et par suite plus facile à résor-
« ber. »
Garrod n'a pas étendu à la gravelle son expérimentation des sels de lithine, mais on s'est em-

paré, en les généralisant, de ses conclusions relatives à la goutte articulaire, et on s'est autorisé de ses expériences *in vitro* pour affirmer la possibilité de dissoudre les concrétions urinaires par l'emploi de la lithine. On est allé trop loin dans cette voie ; aussi des médecins, d'une autorité égale à celle de Garrod et d'une expérience aussi étendue, ont protesté contre la place excessive donnée aux sels de lithine dans le traitement de la Goutte et à plus forte raison dans celui de la Gravelle : « Nous sommes loin, dit Lécorché, « d'avoir obtenu des résultats aussi satisfaisants « que ceux de Garrod ; et l'action de la lithine « contre la diathèse goutteuse ne nous paraît pas « supérieure à celle des autres alcalins, si même « elle égale celle des sels de soude et de po- « tasse. »

L'expérience qu'on acquiert au bout de quelques années dans une station comme celle-ci où aboutissent les graveleux du monde entier, me permet de prendre position dans le débat en me plaçant entre les deux opinions, plus près de celle des médecins français. Les sels de lithine ne me paraissent pas avoir, pour enlever aux urines leur excès d'acidité, pour les éclaircir et pour diminuer leur tendance à déposer, une action supérieure ni même égale à celle des sels de soude, mais ils sont certainement mieux tolérés qu'eux, mieux surtout que les sels de potasse et partant plus susceptibles d'un emploi prolongé. Il m'a toujours paru avantageux de combiner dans les mêmes formules la lithine et la soude, de faire prendre, par exemple, une heure avant les deux repas principaux un paquet contenant un gramme de benzoate de lithine et deux grammes de bicarbonate de soude — ou mieux encore, une cuillerée à café de benzoate de lithine effervescent suivie d'un verre d'eau de Vichy.

Les substances dont il vient d'être question se trouvent toutes, isolées ou associées, dans des eaux minérales qui leur doivent leur action spécifique contre les différentes manifestations de la diathèse urique : mais les bicarbonatées sodiques fortes de Vichy et de Vals sont les seules où le principe alcalin se trouve en quantité suffisante pour alcaliniser l'urine au point de lui faire reprendre les sédiments abandonnés. C'est qu'ici le problème est autrement compliqué que lorsqu'il s'agit simplement de prévenir le dépôt de ces sédiments. Dans ce dernier cas il ne s'agit que de rapprocher, jusqu'à un certain point, l'urine de ses propriétés naturelles, tandis que dans le second il faut aller beaucoup plus loin et lui donner des propriétés presque toujours contraires à celles qu'elle a dans l'état de santé. Autrement dit, l'effet cherché ne peut être obtenu, comme je l'ai dit, que par un usage prolongé et par l'emploi de doses considérables : or, l'usage prolongé de ces eaux alcalines fortes est subordonné à l'état des voies urinaires et la prolongation de leur emploi peut influer d'une façon fâcheuse sur la nutrition. Sans vouloir évoquer le fantôme de l'anémie sodique dont on a tant et si ridiculement usé, il est permis de dire que l'emploi prolongé des alcalins peut avoir de sérieux inconvénients et doit toujours être surveillé.

Que dirons-nous des eaux lithinées, autour desquelles on a fait tant de bruit depuis la publicité donnée aux expériences de Garrod, si ce n'est que les chiffres les plus élevés fournis par les analyses ne représentent qu'une proportion de lithine beaucoup trop faible pour justifier les espérances même les plus modestes. Bien que la chimie souterraine qui préside à la formation des eaux minérales ne soit pas assujettie aux mêmes lois que celle de nos laboratoires, et que des effets thérapeutiques marqués puissent correspondre à de bien faibles doses de substance active, encore faut-il que ces quantités soient appréciables ; et ce ne sont pas les quelques milligrammes de lithine découverts avec un ensemble remarquable dans telles et telles sources qui peuvent leur faire reconnaître un pouvoir dissolvant vis à vis des sédiments urinaires, pas plus que donner la raison de ce pouvoir pour celles de ces eaux à qui on le reconnaissait déjà.

Aux doses où on l'a rencontrée jusqu'à présent la lithine n'apporte qu'un faible appoint à la minéralisation des eaux consacrées pour le traitement de la gravelle. Cet appoint n'est certainement pas négligeable, et il peut revendiquer sa part dans la prophylaxie de la gravelle plutôt que dans celle de la colique néphrétique ; autrement dit, s'il est à peu près sans action sur les concrétions formées, il peut beaucoup pour en entraver la formation, en détruisant dans le sang l'excès d'acide urique et en empêchant par là que l'urine en soit trop chargée.

Lithontriptiques végétaux. — Il serait facile, en fouillant dans les anciens auteurs, d'établir une longue liste des substances végétales réputées pour faciliter la sortie des graviers et pour aller les dissoudre jusque dans l'épaisseur du rein ; mais ce serait une besogne peu pratique, car ces drogues seraient difficilement acceptées par les malades, dont les progrès de la pharmacie ont fait des enfants gâtés, et d'un autre côté nous possédons, sous une forme plus acceptable, des médicaments beaucoup plus actifs. Des nombreuses substances préconisées pour la fonte et l'expulsion des graviers, les unes étaient de simples diurétiques, comme la décoction concentrée de *Marchantia*, conseillée par Gensoul; les autres agissaient en qualité d'analgésiants et d'antispasmodiques, comme la décoction concentrée de fleurs de pêcher, recommandée par Bifchop, ou l'infusion d'*hydrangea arborescens*, plante américaine très vantée par Butler. Les seules qui puissent se présenter comme lithontriptiques sont les saxifrages : les tubercules du romptpierres, la teinture de persil de bouc (Pimpinella saxifraga), l'herbe aux perles (lithospermum majus) — le genêt, le chiendent, la pariétaire, l'uva ursi, etc., toutes plantes qui contiennent du nitre. Et c'est également pour la potasse qui s'y trouve qu'on a conseillé les cendres de sarments, le tartre de vin du Rhin, et autres drogues moyenâgeuses.

Toute cette pharmacopée anti-lithiasique est bien démodée aujourd'hui ; d'autres substances végétales ont été recommandées de nos jours et comptent à leur actif quelques succès ; mais aucune ne s'est réellement imposée : nous citerons en passant l'infusion de fèves de marais, celle de stigmates de maïs, la tisane d'alkekenge, etc., qui sont surtout diurétiques.

Une plante dont l'action à la fois dissolvante et expulsive me paraît mieux établie, c'est l'*Arenaria rubra*, de la famille des caryophyllées (1). Je l'ai employée très souvent, soit en teinture, soit en pilules, et j'en ai toujours obtenu de bons effets, lorsque je me suis adressé à la bonne source.

L'arenaria rubra de nos pays est à peu près sans action ; il faut employer celle des régions chaudes et sablonneuses telles que l'Egypte et nos possessions du nord de l'Afrique. Une expérimentation comparative ne m'a laissé aucun doute sur l'inégalité d'action selon la provenance.

b) Entraînement des concretions par la lixiviation des voies urinaires. — L'irrigation des voies urinaires ne peut être efficace

(1) L'Arenaria rubra a été étudiée et expérimentée il y a une vingtaine d'années par le D^r Em. Bertherand, dans son service de l'hôpital de Mustapha. (Voir le *Journal de medecine de l'Algérie*, 1878.)

qu'à la condition d'être largement faite, et pour cela il faut que le liquide employé soit accepté par l'estomac. Il faut encore que son ingestion prolongée et en grande quantité ne puisse pas déterminer de troubles dans les autres organes.

Aucune tisane diurétique, aucune limonade ne peut remplir ces conditions ; c'est seulement parmi les eaux minérales naturelles qu'on peut trouver la boisson diurètique susceptible d'être prise en grande quantité sans provoquer de troubles digestifs ni de dérangement organique quelconque.

Il tombe sous le sens que cette eau doit être faiblement minéralisée. neutre ou très légèrement alcaline. Parmi les sources françaises, plusieurs répondent plus ou moins à ce programme, et on peut faire le lavage de l'appareil urinaire avec l'eau de Pougues, avec l'eau de Royat, d'Aulus ou de Capvern, mais le premier rang comme eau lixiviante appartient sans conteste à l'eau de Contrexéville, type des sulfatées calciques. Après elle viennent les eaux similaires de Martigny et de Vittel et l'eau d'Evian.

L'eau de Contrexéville est trop connue pour que j'aie besoin d'insister sur sa composition; sa caractéristique chimique est la suivante : *sulfatée et bicarbonatée calcique, magnésienne, ferrugineuse et lithinée*. Elle est froide (T. 11°,5), limpide, sans odeur, à peine alcaline : elle a une saveur fraîche agréable et un goût de fer assez marqué mais qui disparaît vite et qu'on ne retrouve pas dans l'eau transportée.

Cette eau est *diurétique, laxative, stimulante* et *tonique*. Son action sur l'appareil urinaire mérite de nous arrêter un instant : diurétique, elle l'est au sens véritable du mot, c'est-à-dire qu'elle augmente la sécrétion urinaire aux dépens des liquides de l'économie ; on urine plus qu'on ne boit. Cette diurèse, quand elle est poussée un peu loin, c'est-à-dire quand on aborde les doses de 2 à 3 litres, s'accompagne du côté du rein et de la vessie de sensations caractéristiques consistant dans un léger degré de courbature lombaire, passagère d'ailleurs, due au surcroît de fonctionnement du filtre rénal, et dans quelques tiraillements sus-pubiens produits par les contractions de la vessie. L'urine est de plus en plus diluée à mesure que les mictions se répètent et vers la fin de la séance, ce n'est presque que de l'eau pure.

Cette grande quantité d'eau qui traverse les canalicules rénaux, les bassinets et les uretères, les débarrasse de tous les produits excrémentitiels qui les encombrent, des mucosités qui les tapissent, du sable incrusté dans leurs parois ; elle agit sur les concrétions en détachant les couches encore peu durcies, en émoussant les aspérités, et elle facilite ainsi leur cheminement jusqu'à la vessie. Mais l'eau de Contrexéville est encore *expulsive* : elle agit sur les fibres lisses des conduits urinaires pour augmenter leur contractilité et elle provoque une sorte de mouvement péristaltique qui favorise la descente des concrétions. Enfin elle exerce une action salutaire, antiphlogistique, sur les muqueuses irritées ou enflammées par la présence et le passage des graviers.

Tel est le rôle salutaire de l'eau de Contrexéville dans la deuxième phase de la gravelle, vis-à-vis des concrétions déjà formées : nous verrons tout à l'heure qu'on doit aussi s'adresser à elle pour combattre la disposition lithiasique, pour empêcher la formation des concrétions en régularisant les actes nutritifs, en activant les combustions organiques.

Je n'entrerai pas dans les détails de la cure de Contrexéville ; il n'y a d'ailleurs pas de règle

absolue pour la façon d'administrer l'eau : tout
ce qu'on peut dire utilement dans un ouvrage
comme celui ci, c'est qu'elle doit être bue à dose
assez élevée ; pour établir à travers les reins un
courant liquide efficace, il faut déjà aborder les
doses de 5 à 6 verres, autrement dit de deux litres.
A moins de contre-indications particulières on se
tient le plus souvent entre 2 et 3 litres, et ce n'est
que dans des cas exceptionnels qu'on est amené
à dépasser ces limites.

La cure de Contrexéville, plus ou moins ré-
pétée selon l'intensité de la disposition lithiasique, constitue le traitement par excellence de la
gravelle, et de toutes les espèces de gravelle. Ce
n'est pas que l'eau puisse dissoudre les graviers
une fois formés ; mais d'abord existe-t-il une eau
minérale susceptible de le faire ? Tout ce que
peuvent les eaux alcalines fortes, c'est de faire reprendre à l'urine alcalinisée les sédiments récemment abandonnés, et cette opération chimique
n'est pas exempte de risques quand on la prolonge. Mais, si la dissolution des graviers n'est
pas à espérer, leur expulsion indolente est gran-
dement facilitée par la préparation de la voie devant eux, par la dissociation du mucus qui les
enrobe et souvent les agglutine, par l'augmenta-

tion de la contractilité des conduits urinaires.
Aussi les cas de colique néphrétique sont-il rares
chez les graveleux pendant leur cure, rares d'une
façon absolue, rares surtout par rapport à l'af-
fluence annuelle des malades de cette catégorie,
et à la quantité de graviers et de calculs qui sont
expulsés sous l'influence de l'eau minérale.

La cure de Contrexéville peut-elle suffire pour
enrayer la production lithiasique? Les exemples
ne se comptent plus de guérisons maintenues
pendant de longues périodes, au delà de 10 et
15 ans, après deux ou trois cures répétées et
même après une cure unique. On ne saurait tracer
ici des règles pour l'emploi de cette médication:
l'état général des sujets, l'intensité de la
production lithiasique, l'état des voies urinaires, tels sont les éléments d'appréciation pour la direction à donner au traitement,
et on comprend qu'ils peuvent varier à l'infini.

Ce que je viens de dire ne vise que l'usage de
l'eau à la source même: l'eau transportée perd
naturellement de son efficacité et se digère moins
facilement, ce qui borne son action. Elle peut cependant rendre des services aux malades qui
pour une raison quelconque ne peuvent pas aller
à la source, et, dans l'intervalle des saisons, à ceux

qui ont pu faire des cures réelles. Dans ces différents cas l'eau de Contrexéville (sous la réserve d'un embouteillage irréprochable qui assure la stabilité de sa composition chimique) égale au moins comme agent de lixiviation n'importe quelle tisane, et les surpasse toutes au point de vue de la tolérance par l'estomac.

E. — Traitement préventif de la Gravelle.

Je n'en dirai que quelques mots, et en visant seulement les gravelles primitives, celles qui sont liées à un état particulier de l'organisme que caractérise un excès de production de certains principes salins : gravelles urique, oxalique, phosphatique primitive. La gravelle secondaire, liée à l'inflammation des réservoirs de l'urine, ne m'occupera pas.

La disposition lithiasique, habituellement congénitale et le plus souvent héréditaire, se traduit par une défectuosité dans l'élaboration et l'assimilation des aliments.

Ce vice de nutrition aboutit dans l'immense majorité des cas à la gravelle urique ; la gravelle oxalique sans mélange est déjà rare, mais on la trouve très souvent associée à la précédente dont elle paraît bien n'être qu'un dérivé. Quant à la gravelle phosphatique primitive, c'est une exception et nous pouvons l'écarter, d'autant mieux qu'elle est toujours acquise et rattachable à un état de misère physiologique ou de surmenage cérébral, au lieu de procéder d'une disposition constitutionnelle.

La disposition lithiasique doit être combattue par l'hygiène, par le régime diététique, et par l'ingestion de substances auxquelles on a reconnu le pouvoir d'affaiblir les dispositions diathèsiques qui engendrent l'uricémie.

Le traitement hygiénique consiste à supprimer toutes les circonstances dont relève l'accumulation de l'acide urique dans le sang et dans les tissus, et à prescrire tout ce qui peut activer les combustions organiques. C'est à ce double titre qu'on recommande la vie au grand air, l'exercice, le massage, en tenant compte des contre-indications qui pourraient être fournies par l'état de souffrance des reins.

L'hygiène de la peau réclame une grande attention; on devra en assurer le fonctionnement régulier et même l'activer par les frictions sèches ou alcooliques, le port de la flanelle, les bains alcalins et de vapeur.

Le régime diététique ne saurait être établi selon des règles immuables, car on est obligé de tenir compte des répugnances de l'estomac. D'une façon générale, les sujets prédisposés à la gravelle, et à plus forte raison ceux déjà atteints, feront une part aussi restreinte que possible aux viandes noires, fortes, compactes ; ils élimineront le gibier, les coquillages, les crustacés, les épices, les asperges ; ils feront une place très large aux légumes frais, au laitage et aux fruits, à l'exception des substances connues pour contenir de l'acide oxalique (oseille, tomates, cresson, concombres, haricots verts, groseilles, etc.); ils s'abstiendront de liqueurs, de bières fortes, de vins mousseux.

Médicaments. — Les alcalins sont au premier rang des agents médicamenteux considérés comme pouvant empêcher la formation de l'acide urique en excès. Pour le choix et l'emploi de ces substances, je ne peux que prier le lecteur de se reporter au paragraphe dans lequel j'ai étudié leur pouvoir dissolvant. Il est certain que leur action sera bien plus efficace pour empêcher la formation des concrétions que pour en provoquer la dissolution une fois formées, car dans le premier cas il suffit de maintenir à l'urine sa composition et sa réaction normales, tandis que dans le second il faut la rendre alcaline, ce qui ne saurait se prolonger sans inconvénients et même sans dangers.

Ces alcalins seront administrés plus facilement et mieux acceptés sous la forme d'eaux minérales naturelles : au premier rang, du moins, comme degré de minéralisation, figurent les eaux alcalines fortes de Vichy et de Vals ; mais leur emploi rencontre de nombreuses contre-indications tant dans l'état général des sujets que dans la susceptibilité de l'appareil urinaire vis à vis de l'action prolongée des alcalins.

Les eaux faiblement alcalines conviennent mieux dans la grande majorité des cas, surtout dans ceux où on peut craindre du côté des reins un état irritatif latent. Et parmi elles c'est aux eaux lixiviantes du type Contrexéville qu'on devra s'adresser de préférence : les eaux de ce type exercent sur les actes nutritifs une stimulation qui se traduit par une suractivité des combustions organiques, d'où une augmentation de la quantité d'urée et une diminution correspondante de la quantité d'acide urique.

Si on ajoute à l'action régularisatrice de cette classe d'Eaux vis à vis de la nutrition leurs vertus expulsives et leur merveilleuse adaptation à l'irrigation abondante et prolongée des voies urinaires, on comprend qu'elles occupent le premier rang dans le traitement préventif et curatif de toutes les espèces de gravelle urinaire.

TABLE DES MATIÈRES